ALEXANDRE CAVALCANTI

GUIA DA BOA SAÚDE

Personalidade & PESO

a DIETA CERTA para o SEU JEITO DE SER!

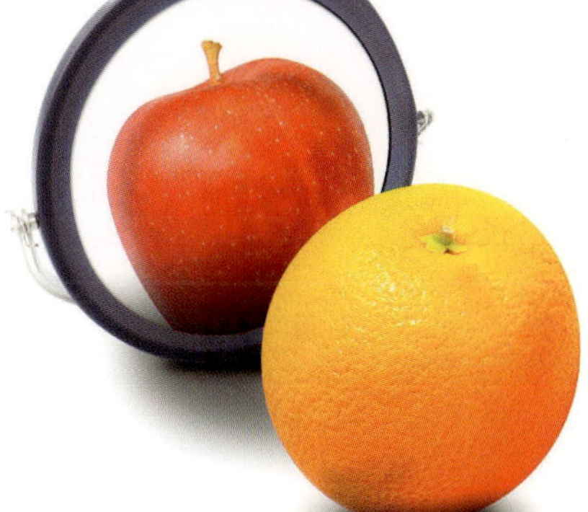

Índice

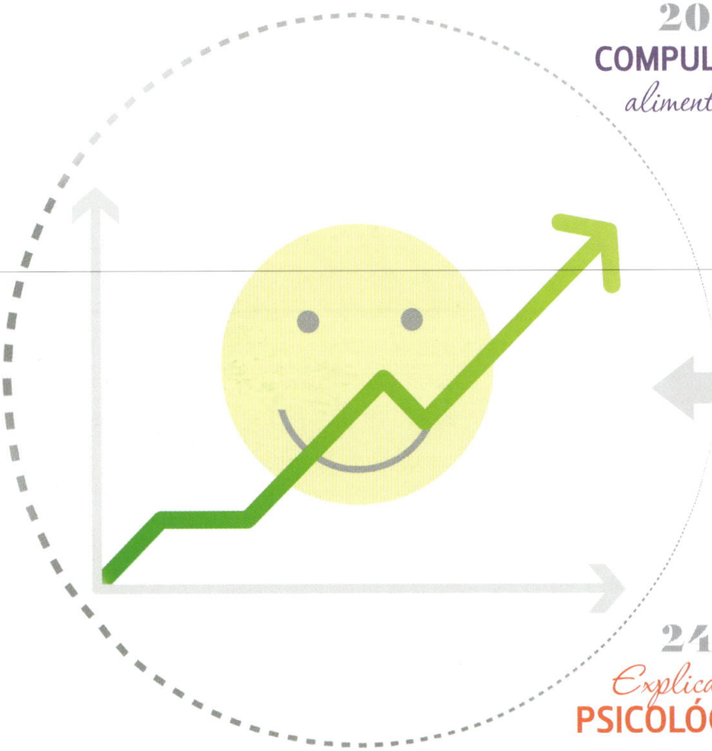

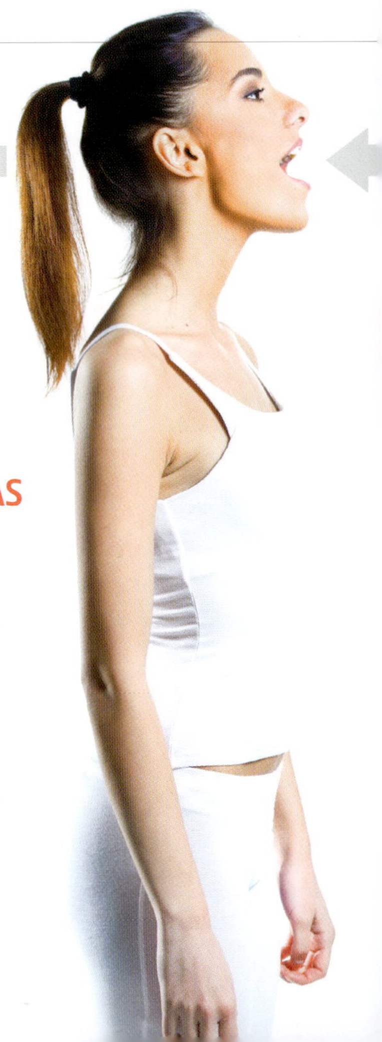

Introdução

A partir de agora, você poderá abordar outras pessoas e afirmar *"Diga-me o que comes e te direi quem és"*.

Dezenas de pesquisas científicas têm sido feitas há décadas a respeito da relação de alimentação e personalidade e todas indicam que essa relação é mais forte do que parece. Quando se unem a medicina, a nutrição e a psicologia, forma-se um conceito em que a predileção por suco ou vinho, por alimentação saudável ou *fast-food* pode determinar características da personalidade de um indivíduo.

É muito importante também saber que existem diversos fatores para a má alimentação, como o meio em que se vive, condições genéticas, sedentarismo, alimentos industrializados em excesso etc. Mas mais importante ainda é termos consciência de que nossa mente controla nosso corpo e nossas ações. Dessa forma sua personalidade pode ditar diversas regras em sua vida, principalmente as alimentares, boas ou ruins.

O segredo é trabalhar sua personalidade como fator-chave para desenvolver uma vida plena e saudável.

Boa leitura!

Alexandre Cavalcanti

Etapa 01

Qual a relação entre PESO e PERSONALIDADE?

VOCÊ JÁ PAROU PARA PENSAR NA QUANTIDADE DE TIPOS DE DIETAS QUE EXISTEM POR AÍ? Além disso, você seria capaz de dizer quais são as características mais marcantes da sua personalidade? Agora, o mais incrível. Os tipos de dietas e a sua personalidade têm uma relação muito íntima.

Se você é o tipo de pessoa que trava combates intermináveis contra a balança na esperança de eliminar aqueles quilinhos ganhos ao longo do tempo, saiba que é bom começar a avaliar sua personalidade, pois é justamente ela a sua maior inimiga quando o assunto é emagrecer.

Pode parecer estranha a relação que existe entre o fato de querer perder peso e as nuances da personalidade, mas é justamente isso que aponta um dos maiores estudos científicos realizados sobre esse assunto. Por cerca de 50 anos, um grupo de pesquisadores e cientistas norte-americanos mediu o Índice de Massa Corporal (IMC) – medida que serve para avaliar a relação peso e altura – de duas mil pessoas – e usou esses dados para cruzá-los com as avaliações psicológicas desses indivíduos. Para ter uma identificação precisa de cada um dos voluntários do estudo, os cientistas avaliaram características como a predisposição a novas experiências, a capacidade de se sensibilizar aos sentimentos de outras pessoas, a capacidade de extroversão, a capacidade

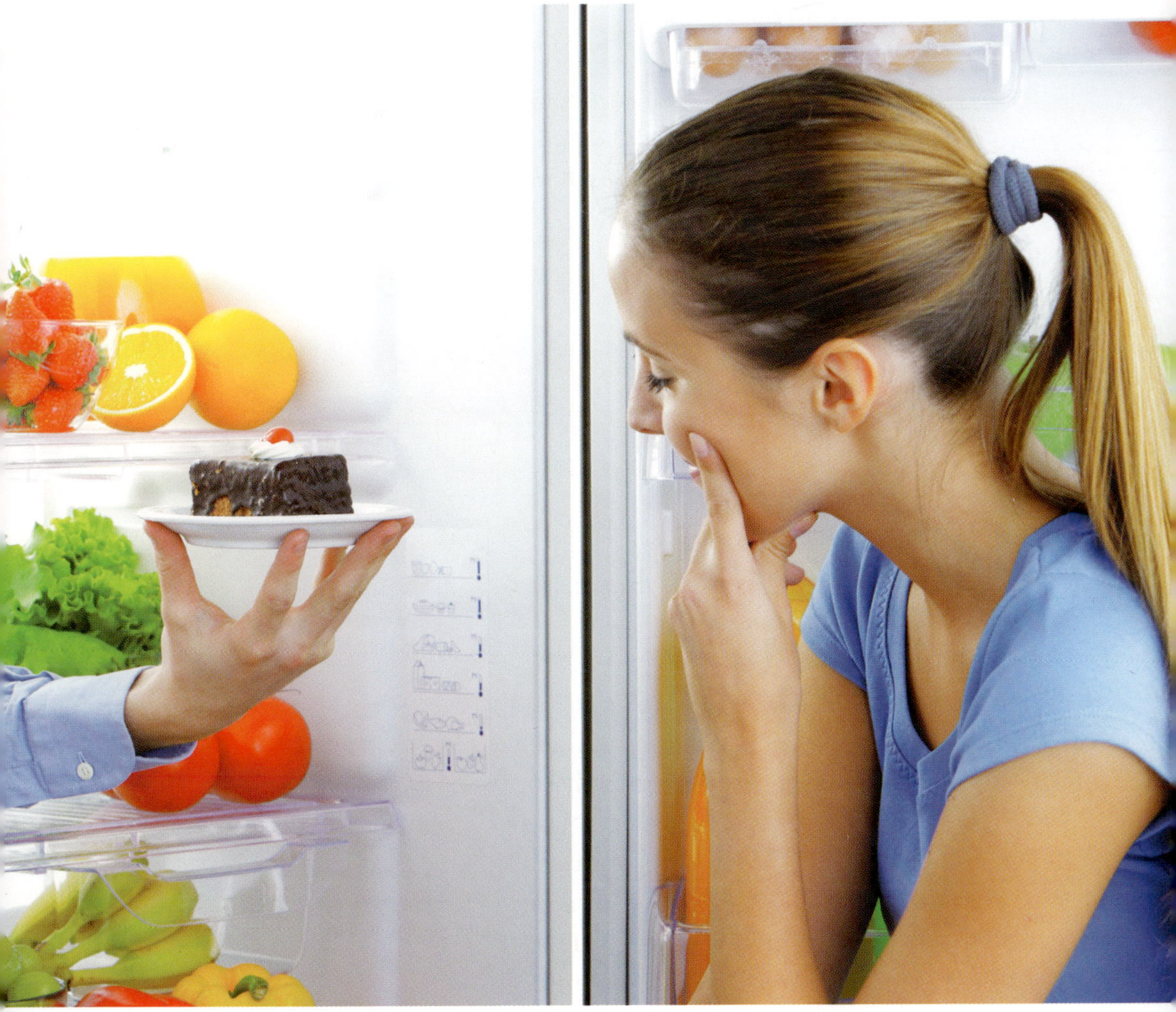

de concordar ou discordar com opiniões e os níveis de preocupação.

Depois de milhares de checagens ao longo dessas décadas de pesquisa, os cientistas chegaram à conclusão de que as características de personalidade e temperamento têm fortes ligações com as chances de desenvolver obesidade ao longo da vida, iniciando-se na adolescência e ganhando mais força na vida adulta. Dessa forma, a pesquisa comprovou que existe uma série de traços de personalidade que estão diretamente relacionados ao aumento de peso e que cada uma dessas características influencia de uma forma diferente para esse ganho. Esse estudo demonstrou com toda a técnica científica que existe a relação de causa e efeito entre determinadas situações comportamentais que antes eram apenas observadas mas não tinham as garantias de comprovação e o peso da verdade científica. No entanto, agora podemos afirmar categoricamente que é oficial.

Algumas características de personalidade, como a impulsividade, a generosidade, o perfeccionismo e o neuroticismo, predispõem as pessoas à maior facilidade de ganho de peso. A expressão neuroticismo, que tem pouca utilização na língua portuguesa, significa a tendência de experimentar emoções negativas, como tristeza, medo, culpa, raiva e vergonha, o que acaba por deixar o indivíduo emocionalmente vulnerável.

Além de revelar que determinadas características da personalidade são fatores de risco para obesidade, elas também funcionam como um fator de previsão, mostrando que algumas pessoas podem ou não ter um ganho de peso ao longo da vida.

O estudo ainda mostra que existe um fator determinante para ganhar peso, que é desempenhar muitas funções ao mesmo tempo quando se está à mesa para uma refeição. Por exemplo, existem pessoas

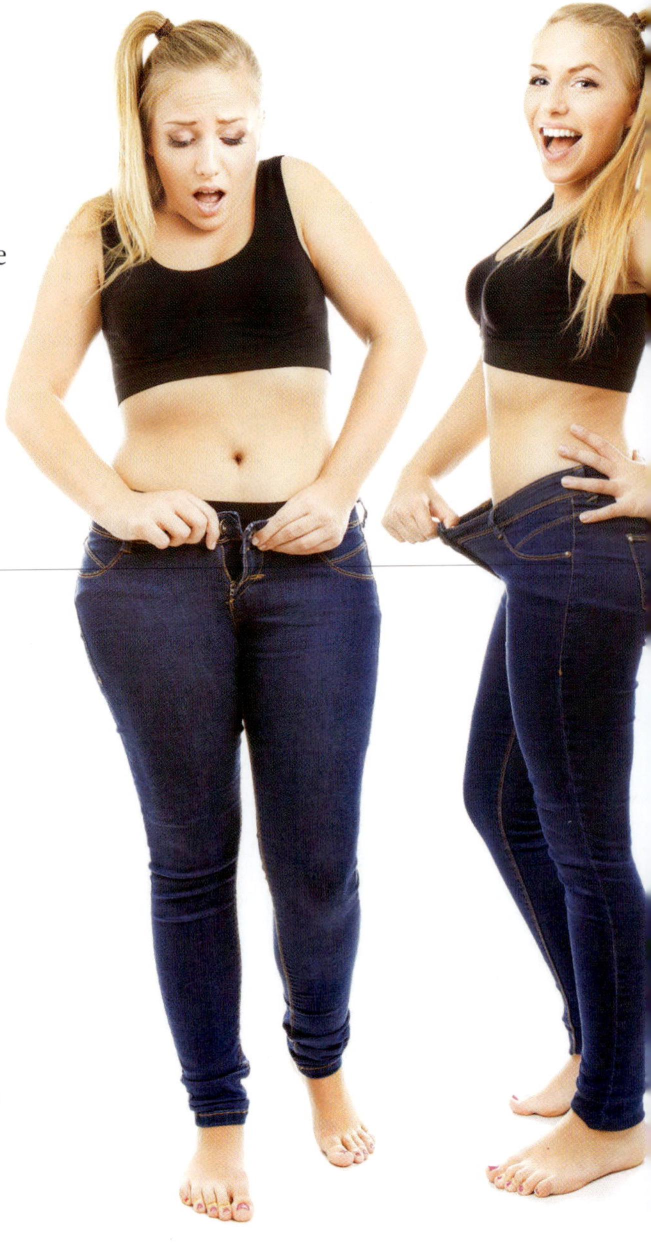

que estão de olho no trabalho, falando ao telefone e ainda se alimentando. Além disso, a dificuldade de dormir também está relacionada ao aumento de

"Imagine uma nova história para sua vida e acredite nela."

gordura corporal, seja ela por privação do sono ou por ser uma pessoa com hábitos noturnos. Outras características de personalidade que também se sobressaíram em relação ao aumento de peso são as de pessoas mais extrovertidas e amigáveis. Todas as pessoas estudadas que possuem essas características também se mostraram mais favoráveis a ser gordinhas.

A associação entre as diversas nuances da personalidade e o ganho de peso vem sendo estudada com mais cuidado e atenção ao longo dos últimos anos, mostrando assim a importância para um entendimento mais profundo dessa questão.

Os resultados obtidos nesse estudo que mencionamos, somados a outras descobertas recentes, estão colaborando na montagem desse quebra-cabeças complexo. Outro exemplo é o trabalho de cientistas da Case Western Reserve University, nos Estados Unidos, que mostrou, por exemplo, que pessoas que estão dispostas a agradar aos outros são mais propensas a comer mais do que precisam em eventos sociais. Elas sentem de forma inconsciente a pressão de se alimentar quando acham que isso vai ajudar outro indivíduo a se sentir mais confortável.

Em outro estudo realizado pela Escola de Medicina da Universidade de Washington, nos EUA, verificou-se que pessoas que estão sempre em busca de novas experiências que tragam satisfação pessoal também possuem tendência a comer demais. São pessoas que, ao passo que experimentam fortes emoções, consomem alimentos com a mesma intensidade.

Outro resultado apresentado pelo estudo é de que a tendência que as pessoas têm de comer mais do que é necessário, mesmo para quem já conseguiu emagrecer, tem uma mecânica muito semelhante a fatores que levam o indivíduo ao vício em álcool ou outras drogas. Observou-se que para determinadas pessoas as boas práticas alimentares deveriam ser "ensinadas", visto que elas perdem o controle muito facilmente, perdendo também a qualidade de vida e o bem-estar.

Etapa 02

Características na BALANÇA

CONFORME OS ESTUDOS AVANÇAM E DESCOBREM-SE MAIS RELAÇÕES ENTRE A PERSONALIDADE E O "EFEITO SANFONA" (ENGORDA/EMAGRECE), percebe-se a necessidade de adaptar as dietas tradicionais para que elas tenham maior possibilidade de sucesso em cada pessoa.

No Brasil o índice de obesidade vem aumentando a cada ano e sabe-se que uma grande parcela daqueles que conseguem atingir o peso ideal voltará a engordar em questão de poucos meses. Isso se dá pelo fato de que nutricionistas prescrevem dietas genéricas sem levar em consideração as características de personalidade. Apesar de a obesidade ser causada por diversos fatores, como genéticos, psicológicos e ambientais, existe a necessidade de que profissionais de saúde se adaptem à nova realidade e abandonem os moldes antigos de regimes baseados em medicamentos e restrições calóricas.

No entanto, em serviços que já estão de olho nessa nova tendência, o fator personalidade e peso na hora de equilibrar os ponteiros da balança já é levado a sério no momento de prescrição de uma dieta. É o caso de um programa-modelo realizado na Universidade Federal de São Paulo (Unifesp) que trata de adolescentes obesos. Nesse programa são levados em consideração os hábitos e emoções dos pacientes no momento de avaliar os aspectos de sua dieta, como a quantidade de proteínas e carboidratos a ser consumida ao longo do dia. Outro fator importante no sucesso da avaliação dos pacientes é levar

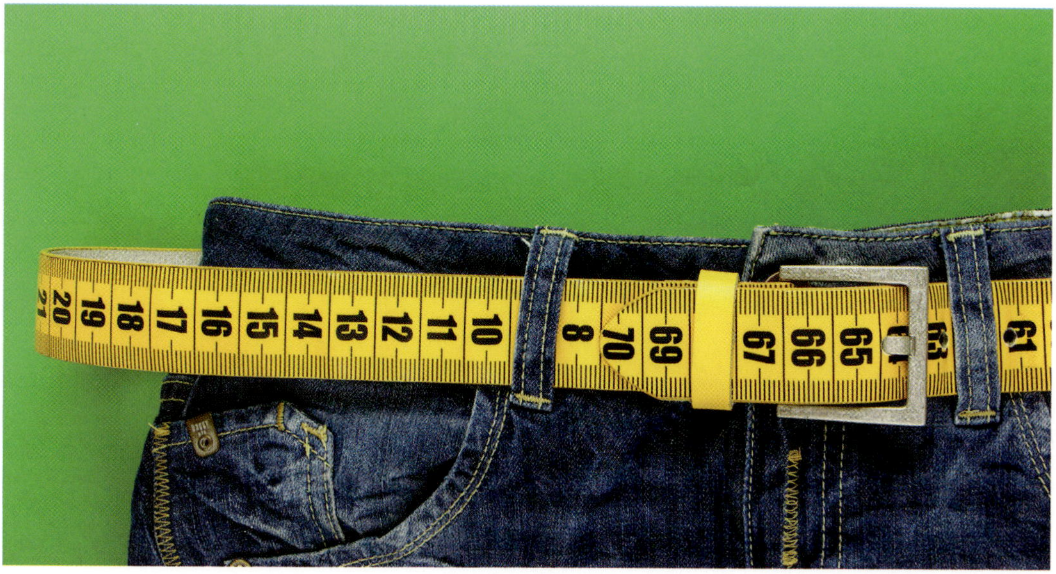

em conta a participação de outros profissionais, como psicólogos e professores de educação física. Outros olhares são importantes porque muitas vezes alguns detalhes relacionados à personalidade do paciente, que fazem toda a diferença na luta contra a balança, podem passar despercebidos quando analisados por apenas um profissional.

O Vigilantes do Peso é também um grupo que está na vanguarda do tratamento da obesidade. O grupo leva igualmente em consideração os aspectos psicológicos e de personalidade de seus pacientes, como a impulsividade e a competitividade, elevando consideravelmente os índices de sucesso no tratamento personalizado.

"Acredite que você pode. Dessa forma você já estará no meio do caminho."

Outra ferramenta que vem sendo utilizada para aliar o estudo da personalidade à perda de peso é a terapia cognitivo-comportamental (TCC). Pesquisas apontam que esse recurso oferece resultados positivos quando se trata de alterar o comportamento positivamente contra a obesidade em relação a outros tratamentos. O TCC é amplamente utilizado para tratar depressão, fobias, hiperatividade e dependência de drogas.

Etapa 03

O peso da PERSONALIDADE

Veja a seguir alguns traços de personalidade e de que forma eles influenciam positivamente ou negativamente na balança:

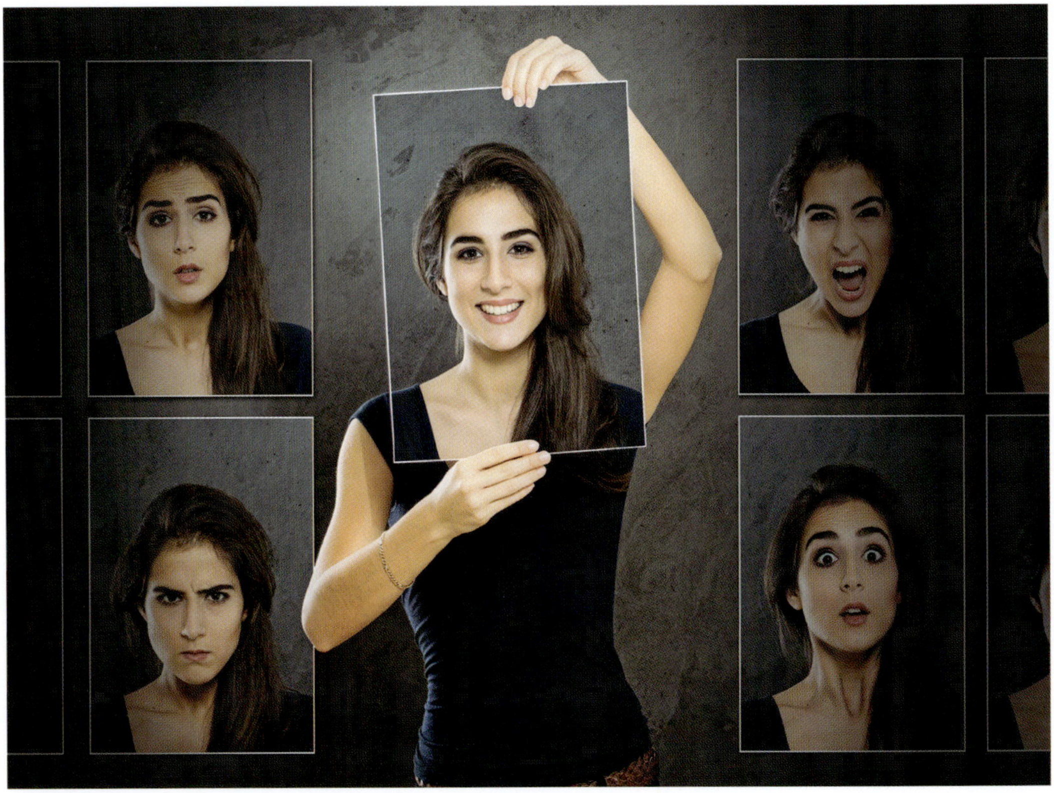

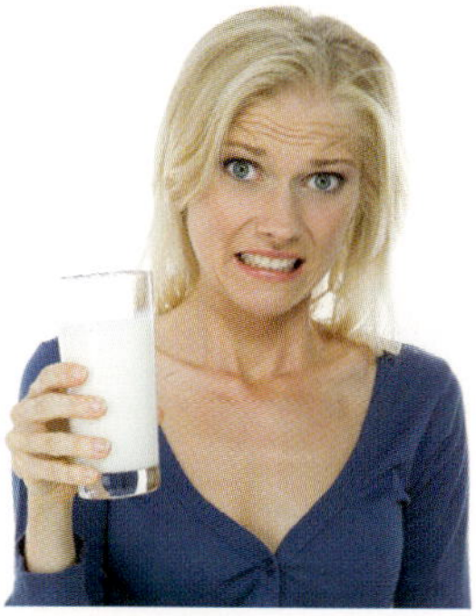

INTOLERÂNCIA

Pessoas com características intolerantes costumam ter uma grande tendência a sentir emoções negativistas, como raiva, tristeza e culpa em excesso. Pessoas com esse traço de personalidade costumam ser muito radicais em seus julgamentos. Devido a esse fator, ao cometerem um simples deslize em sua dieta, já acreditam que isso é o suficiente para abandoná-la e que não vale a pena o esforço de recomeçar.

COMO AGIR:

É preciso ter em mente que a vida não é feita de regras tão duras, como sim e não ou certo e errado. Perder as rédeas de uma situação ou cometer um deslize em sua dieta não significa que todo o programa foi por água abaixo e que não vale recomeçar. Ser um pouco mais flexível só vai trazer benefícios. Além disso, aceitar que coisas ruins acontecem com todo mundo e a todo o momento vai lhe tirar um grande peso das costas. Não se deixe levar por um sentimento ruim para se apoiar na comida. Se algum sentimento negativo estiver afligindo você, não desconte na alimentação, procure uma atividade que lhe dê prazer e lhe traga paz.

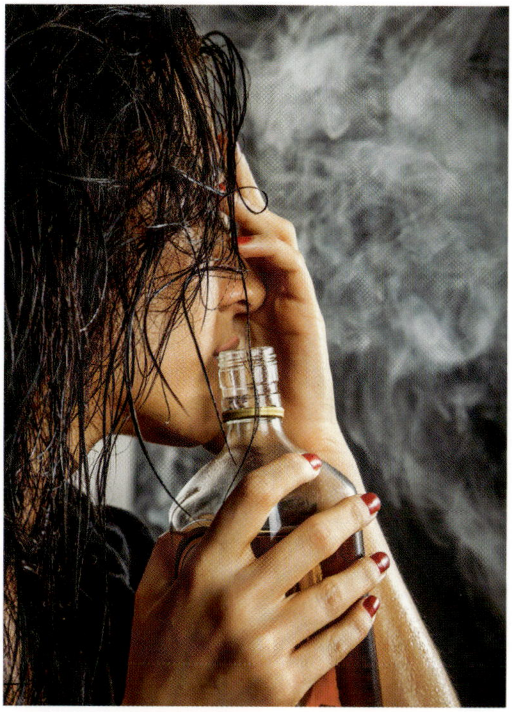

IMPULSIVIDADE

Pessoas impulsivas costumam agir rápido diante da maioria das situações que se apresentam. Pensar nas consequências não é uma das prioridades do quem é impulsivo. Nisso se inclui o fato de comerem demais sem muitas vezes sequer perceber e muito menos sentir culpa.

COMO AGIR:

Não se deixe levar pela impulsividade, nunca. Ao sentir que está chegando aquela vontade de comer, fale com alguém sobre isso. Essa atitude já vai deixá-lo com mais atenção sobre o ato. Além disso, evite comer exageradamente. Alimente-se moderadamente e com parcimônia; isso vai fazer com que você controle melhor suas refeições.

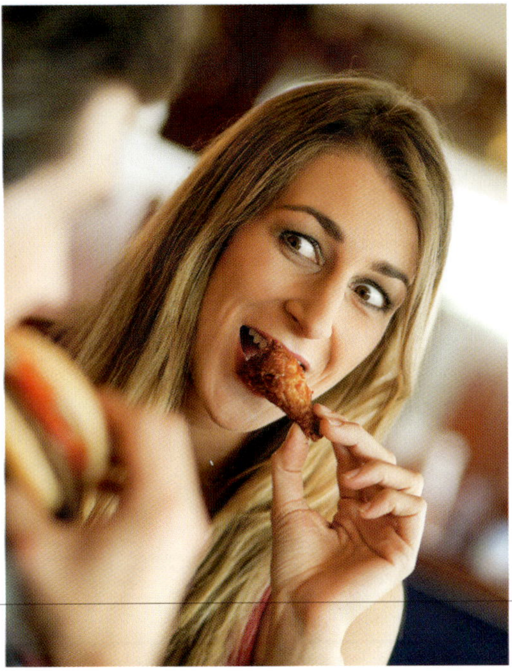

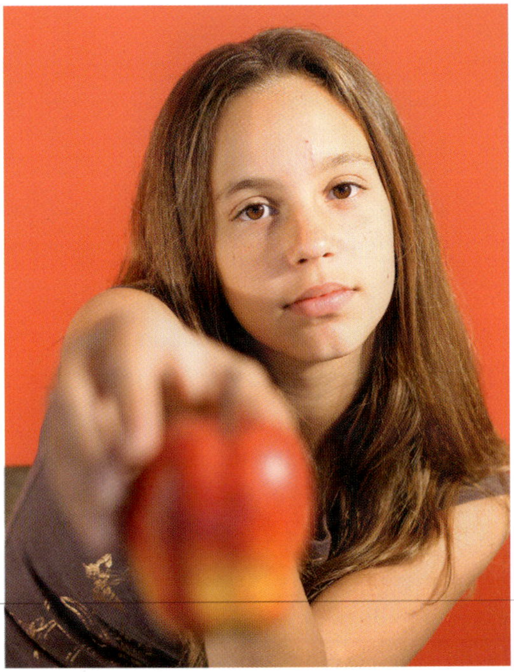

EXTROVERSÃO

Pessoas extrovertidas têm grande facilidade em se envolver socialmente com outras pessoas. São expressivas e francas, exteriorizam com facilidade pensamentos e emoções. Assim que entram em algum ambiente, são logo notadas ou se fazem notar, o que pode ser uma vantagem em situações sociais.

COMO AGIR:

É importante saber distinguir os tipos de fome. Por exemplo, existe a fome real, que é aquela que se sente quando o estômago está vazio, e a fome social, que é aquela que vem apenas para acompanhar as pessoas em uma festa. Por isso tome cuidado para não exagerar e não comer acima do necessário só para acompanhar o embalo de um encontro com os amigos.

GENEROSIDADE

A característica principal dos generosos é a sua alta capacidade de oferecer o melhor ao próximo, muitas vezes se deixando de lado. O ponto negativo de ser generoso é ficar tão disponível a outras pessoas e acabar por ignorar as necessidades pessoais, ficando muitas vezes sem se alimentar corretamente.

COMO AGIR:

É importante saber dosar o tempo dedicado aos outros e a si mesmo. A propósito, verifique com cuidado se você não está sendo generoso demais apenas por ser desprendido ou se está desejando aprovação de outras pessoas. Em relação à sua alimentação, esteja sempre atento para comer porque você deseja e não porque quer agradar a alguém que lhe ofereceu algo.

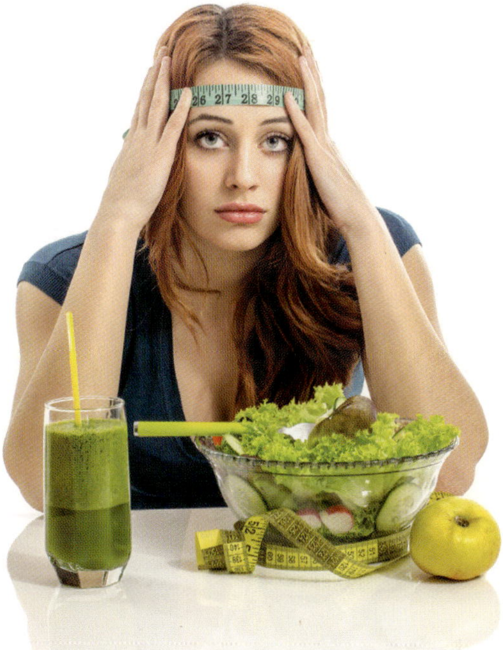

PERFECCIONISMO

O sujeito perfeccionista costuma ter um padrão de julgamento muito elevado, e esse comportamento, geralmente, acaba por gerar frustrações quando o nível pretendido não é atingido. Isso afeta a balança no sentido de que ao não conseguir atingir uma determinada meta dentro do regime estabelecido, o perfeccionista acaba interrompendo seu programa.

COMO AGIR:

Faça as coisas exigindo, sim, um alto padrão de qualidade, mas não tente fazer coisas impossíveis de serem alcançadas. Em relação à alimentação, faça pequenas mudanças de hábitos e não tente dar um passo maior que a perna. Busque metas saudáveis e não se sacrifique à custa de sua saúde.

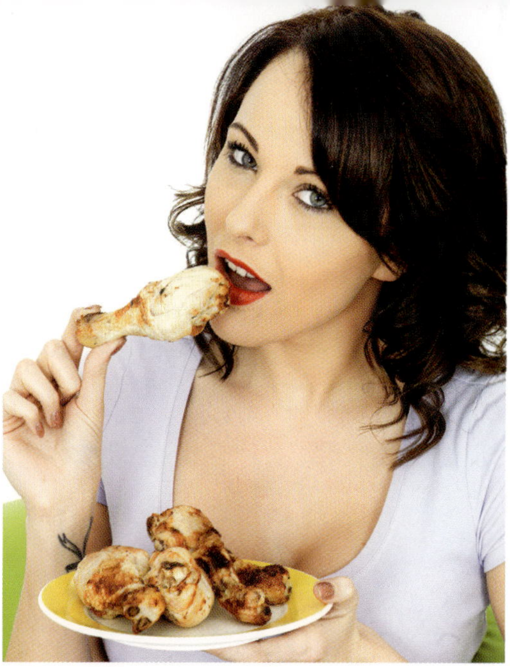

CONFIANÇA

Pessoas que são muito confiantes, seguras de si, têm a tendência de pensar que sempre serão capazes de resolver qualquer problema. Na alimentação, esse excesso de confiança pode ser um inimigo, visto que o indivíduo sente que pode comer tudo o que quiser e se livrará das calorias apenas porque quer. É claro que as coisas não são assim.

COMO AGIR:

Evite o pensamento de que você pode se livrar das calorias extras apenas porque você quer. Perder os quilos a mais exige esforço e dedicação e não fórmulas mágicas.

"Realize o óbvio, pense no improvável e conquiste o impossível."

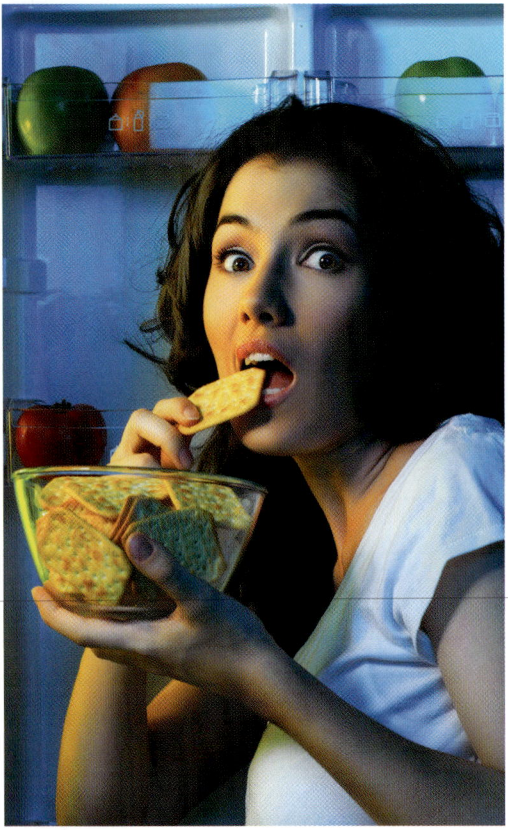

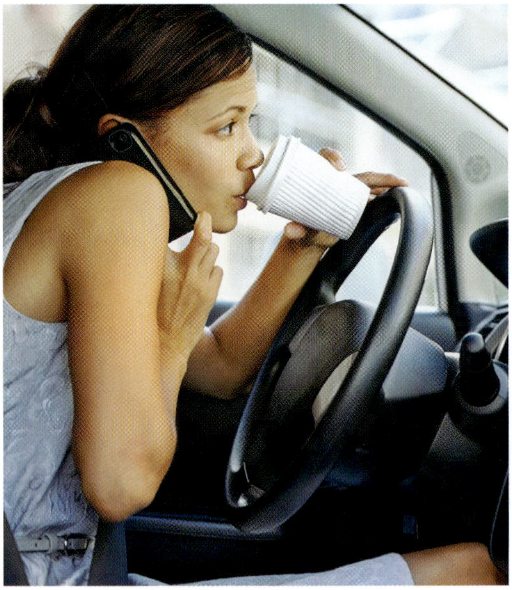

MULTITAREFA

Esse perfil tem a tendência de fazer tudo ao mesmo tempo, inclusive no momento da alimentação. O prejuízo está no fato de que, mesmo depois de consumir a quantidade suficiente de comida, devido às distrações durante as refeições, acaba-se comendo muito mais.

COMO AGIR:

Quando se sentar para as refeições, desligue o telefone, deixe o jornal de lado e tente esquecer suas tarefas. Concentre-se apenas na comida e alimente-se com calma e tranquilidade. Por querer desempenhar todas as funções juntas, os multitarefas engolem a comida, literalmente. Esqueça a pressa e mastigue bem. Isso permite ao seu organismo aproveitar melhor os nutrientes dos alimentos. Além disso, a mastigação correta e sem pressa aumenta a sensação de saciedade.

NOTÍVAGO

Pessoas que têm hábitos noturnos o fazem por preferência ou por privação do sono. O ponto negativo em relação à alimentação é que a falta de sono aumenta os níveis de hormônios ligados ao apetite. Assim, os notívagos comem mais à noite e geralmente em excesso.

COMO AGIR:

Aconselha-se que os notívagos estabeleçam horários para comer. Isso faz com que seu organismo se habitue e funcione corretamente. Prefira se alimentar algumas horas antes de dormir e evite bebidas com altas concentrações de cafeína.

Ainda podemos destacar alguns tipos de personalidade:

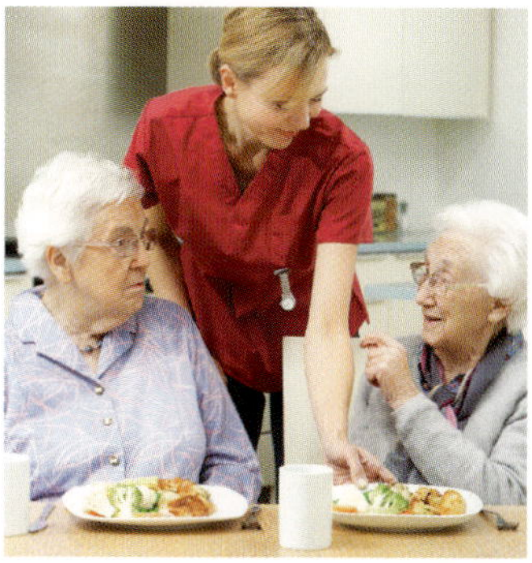

Prestativo

A pessoa que possui essa personalidade tem em sua motivação a união dos que considera mais próximos para que sua dieta não afete sua vida social. Quanto mais pessoas de seu meio souberem de suas metas, mais simples conseguir atingi-las. Para essas pessoas, a chave do sucesso está em unir o companheirismo dos amigos para programar corretamente o plano alimentar.

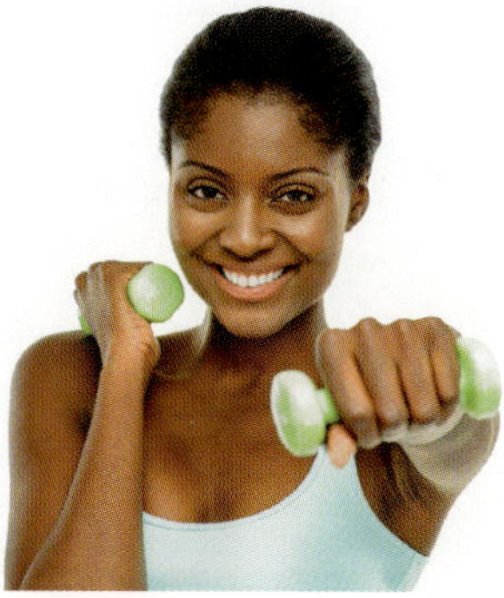

Motivador

Um indivíduo com esse traço de personalidade se motiva à base de reconhecimento e desempenho. Esse perfil é dedicado e esforçado em atingir seus objetivos. Essas características são perfeitas para quem decide entrar em um programa alimentar. No entanto, a parte ruim do motivador é a necessidade de obter resultados rápidos, e ao perceber que uma dieta não funciona dessa forma pode abandonar o programa.

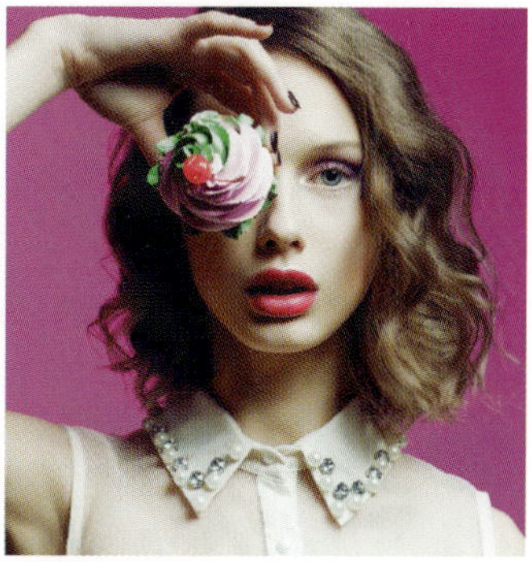

Exclusivista

Seu objetivo é ser original. O problema é que sua incansável busca pela exclusividade pode interferir nas metas alimentares que são apresentadas por nutricionistas, visto que a pessoa pode alterar deliberadamente as regras impostas buscando as suas próprias. E esse aspecto de jogar conforme as próprias regras pode prejudicar os resultados pretendidos se não houver foco; porém, sabendo administrar sua rotina, essa individualidade pode ser uma grande aliada.

"Mantenha os olhos fixos no seu ideal e lute pelo que deseja, pois só os fracos desistem e só os fortes são dignos da vitória."

Etapa 04

Ganhar peso por ALTERAR A PERSONALIDADE

EXISTEM ALGUNS FATORES EXTERNOS QUE PODEM SER CAPAZES DE ALTERAR A PERSONALIDADE DE UMA PESSOA, mas você sabia que engordar é um deles? Um estudo realizado na Escola de Medicina do Estado da Flórida, nos Estados Unidos, detectou que pessoas obesas têm muito mais dificuldade de emagrecer através de dietas, mas, ao contrário do que se pensa, não é por falta de vontade ou por amor excessivo à comida. O estudo indica que pessoas que ganham peso acabam por entrar em uma espécie de círculo vicioso, o que acaba por afetar sua personalidade, consequentemente anulando qualquer iniciativa de entrar em um programa de dieta. A conclusão veio após serem estudadas quase duas mil pessoas ao longo de uma década.

Das pessoas que passaram pela pesquisa notou-se que os indivíduos que engordaram pouco mais de 10% do seu peso considerado ideal passaram a agir de forma mais impulsiva em relação às tentações alimentares apresentadas ao longo do dia. Já aqueles que mantiveram seu peso, não apresentaram qualquer forma alterada de ação. Outro detalhe interessante é que as pessoas que engordaram acabaram se tornando mais conscientes de si mesmas, mas ao mesmo tempo menos capazes de tomarem decisões diante da nova vida.

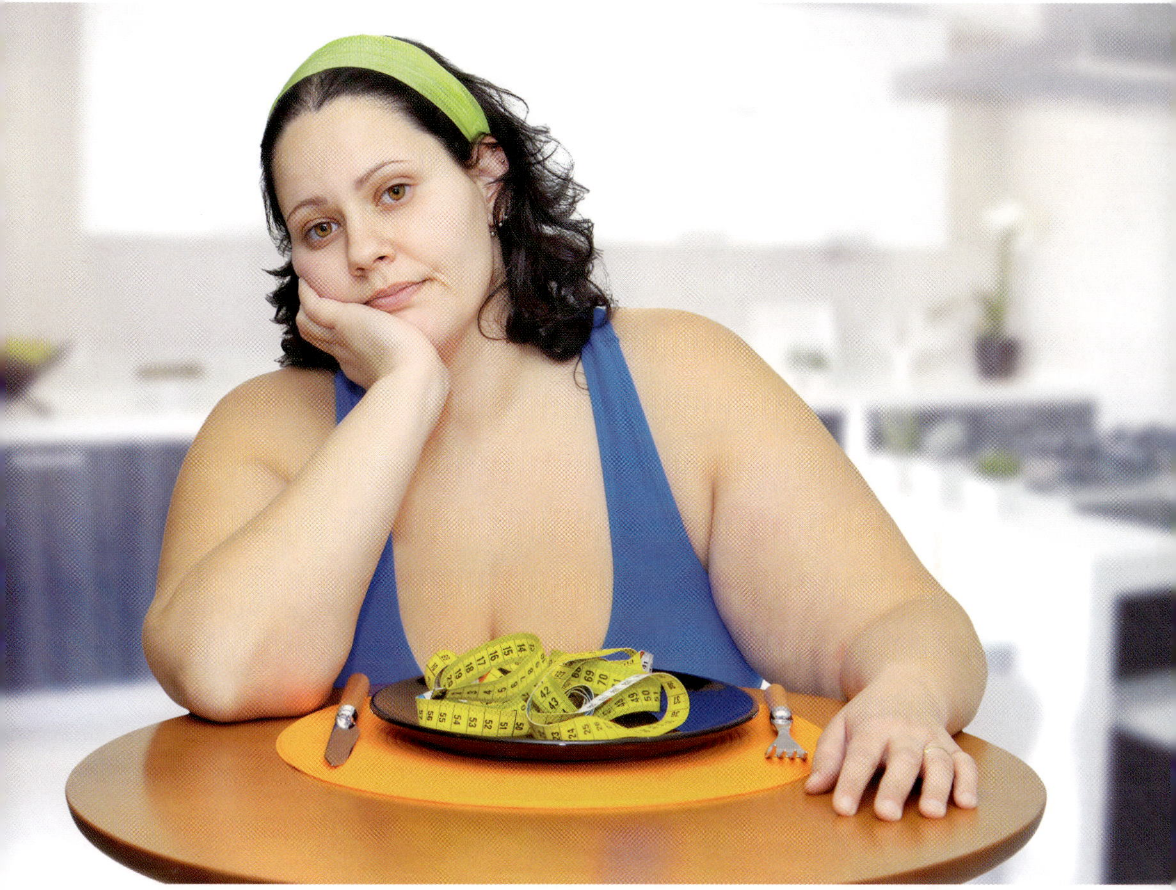

Essa tendência foi percebida com a ajuda de pessoas próximas, como familiares e amigos.

"Se nada deu certo hoje, lute para dar certo amanhã."

A pesquisadora Angelina Sutin, que liderou o estudo juntamente com uma equipe médica do National Institutes of Health, nos EUA, afirmou que o objetivo desse processo era identificar se alterações de peso estão realmente ligadas a alterações de personalidade. "Se corpo e mente são um só, então se um muda, o outro deve mudar também", afirma. Essas descobertas podem colaborar de forma prática em futuros tratamentos de obesidade.

Etapa 05

"CONHECE-TE *a ti mesmo*"

RECONHECER SUA PERSONALIDADE E FAZER AS MELHORES ESCOLHAS COM BASE NESSE CONHECIMENTO é uma das regras da boa vida alimentar.

Descobrir qual é o melhor perfil alimentar para sua vida só tende a encurtar as dificuldades que se podem encontrar pelo caminho da mudança de hábitos. A criação do seu perfil pessoal é feita de vários itens sociais, culturais e biológicos, e é possível observar que as pessoas podem apresentar uma série de perfis comportamentais. Vamos destacar dois deles, os hedonistas e os que se cuidam, podendo ainda encontrar um terceiro que seria a mistura dos dois.

As pessoas que praticam o autocuidado mantêm uma relação saudável entre corpo e mente, já os hedonistas preferem infinitamente o prazer dos alimentos, sem se importar com futuras consequências. Quando encontramos pessoas que unem as duas características, fica clara a mudança de comportamento ao longo das experimentações diárias e da vida como um todo. Isso também depende das condições sociais, emocionais e biológicas.

Quando pensamos em escolhas de alimentos, é comum buscar conhecimento para ter opções melhores. Hoje essa busca por informação está ainda mais completa, visto que a indústria alimentícia disponibiliza nos rótulos dos produtos toda a sorte de informações nutricionais. Mas esse fato pode causar algum tipo de insatisfação aos hedonistas, principalmente quando o que eles desejam são apenas os produtos "mais gostosos", sem se importar muito com o que tem ou deixa de ter determinado alimento.

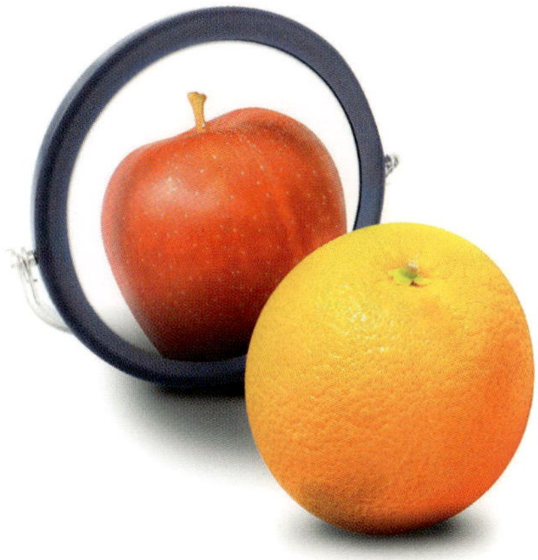

Já para aqueles que se cuidam as informações contidas nos produtos são verdadeiros mapas da mina, podendo ser utilizados a seu favor. Esse grupo preza pelo bem-estar, e a preocupação com a saúde está em primeiro lugar. Geralmente estão no grupo do autocuidado as mulheres, pessoas que já passaram por algum problema sério de saúde e pessoas preocupadas com o corpo (podendo ser homens ou mulheres). Já no grupo hedonista destacam-se pessoas que não têm qualquer preocupação com a saúde e acabam por entrar facilmente em um círculo vicioso de comidas gordurosas e/ou açucaradas.

No grupo que mistura os dois anteriores é curioso notar que a proporção de escolhas para o bem ou para o mal da saúde é bastante variado. Por exemplo, ao passo que a pessoa pratica exercícios físicos, ela se dá a liberdade de comer uma pizza inteira no sábado à noite.

Veja a seguir alguns pontos que podem ajudar a definir melhor as escolhas alimentares:

.1 Saiba que você tem o poder da escolha em suas mãos e com isso a seu favor você não precisa se privar de alimentos que gosta. Você tem que ter apenas consciência da frequência e da quantidade a ser consumida de determinado alimento.

.2 Conhecer os alimentos é sempre muito útil. Para ter ainda mais aproveitamento desse conhecimento, vincule-o aos benefícios que a comida trará a você.

.3 Faça uma lista de todas as mudanças que você já alcançou, mesmo as menores. Cada mudança conta.

.4 Compartilhe seu progresso com amigos e familiares. Quando todos partilham esse conhecimento, fica ainda mais fácil se cuidar.

Etapa
06

COMPULSÃO *alimentar*

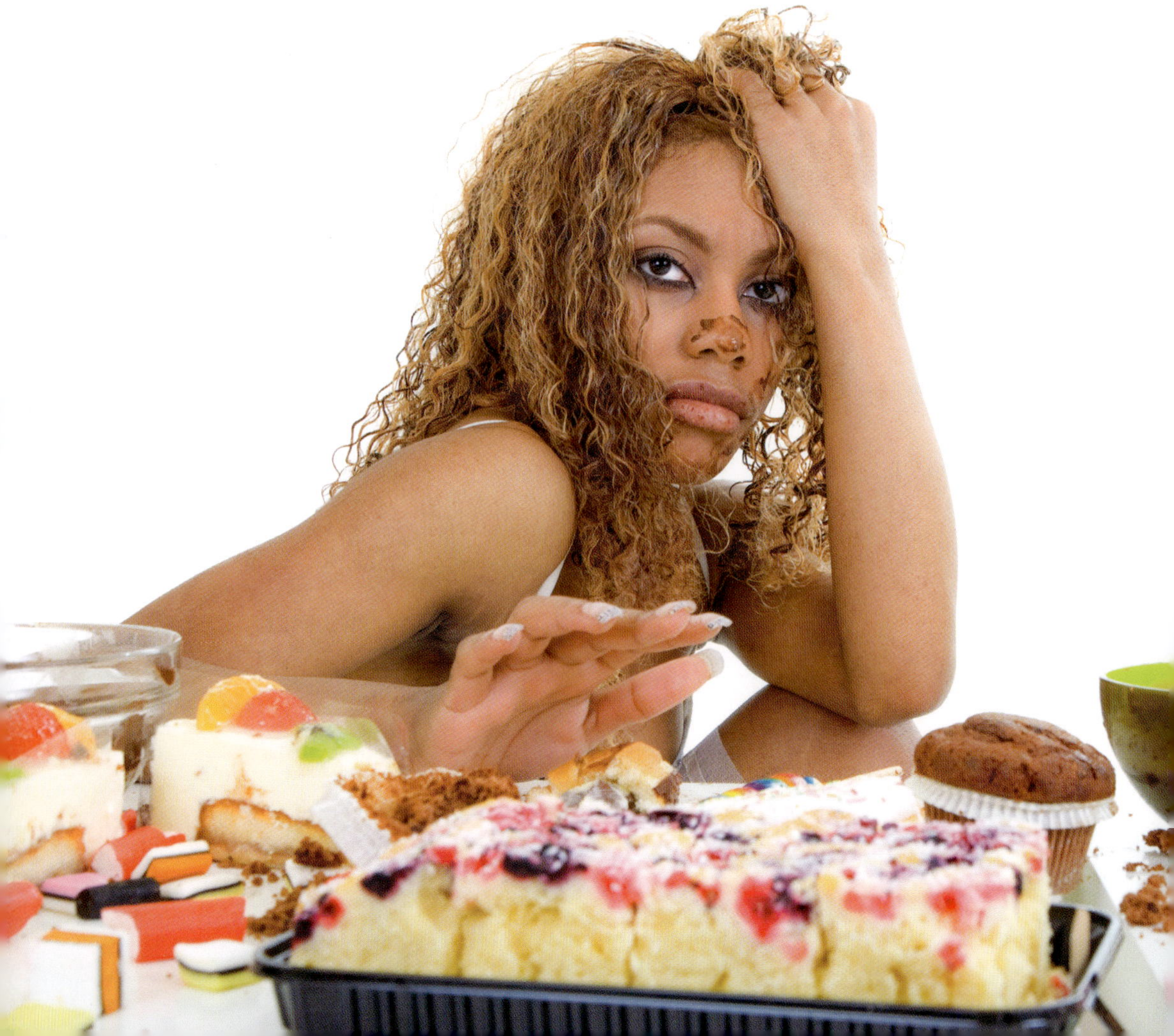

UM PEDAÇO DE BOLO, REFRIGERANTE, SORVETE, CHOCOLATE, PUDIM, UMA LATA DE LEITE CONDENSADO... Esses itens poderiam estar em uma lista de compras ou nos sonhos de uma criança, mas na realidade eles podem estar na companhia de alguém com Transtorno de Compulsão Alimentar Periódica (TCAP). Mas não só apenas os doces. Quando uma crise de compulsão surge, qualquer tipo de alimento se torna alvo do excesso.

Vindo do termo em inglês *Binge Eating*, o TCAP é uma sucessão de episódios de compulsão alimentar que acontecem frequentemente. Podemos classificar o termo compulsão como um distúrbio de personalidade onde o paciente se sente coagido internamente a realizar algum ato. Caso não o faça tem que conviver com uma intensa pressão e com a sensação de forte angústia, quase como se estivesse em uma crise de abstinência.

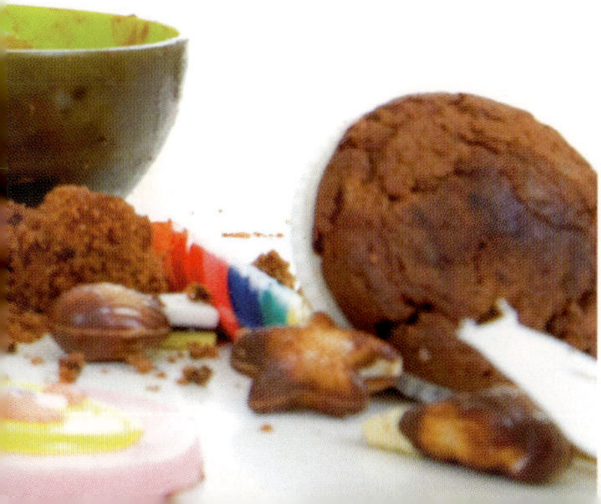

É possível identificar o comportamento compulsivo alimentar através de alguns critérios:

- Comer uma quantidade muito maior de comida do que uma pessoa comum em um espaço de tempo curto.
- Sofrer falta de controle durante o episódio compulsivo e não conseguir parar de comer. Por exemplo: um grande pote de pipoca ou diversos sacos de salgadinho.
- Comer muito rápido.
- Comer sem estar com fome.
- Alimentar-se isoladamente por sentir vergonha da quantidade de comida.
- Sentimentos de depressão e/ou culpa por comer em excesso.

Outro fator que pode acompanhar as situações compulsivas é a bulimia, mas é bom dizer que ambos são problemas diferentes. Em episódios de bulimia - que normalmente acontecem devido à culpa por ter se alimentado demais - o paciente faz constante uso de métodos purgativos, como tomar laxantes ou provocar vômitos intencionais. No entanto, não é uma regra que pessoas com compulsão alimentar sofram desse mal; pelo contrário, é

"Perca os medos, supere as perdas, mas seja você."

bastante comum que compulsivos alimentares possuam sobrepeso ou já se encontrem em uma situação de obesidade. É válido dizer que pessoas portadoras de TCAP tenham ainda mais dificuldade de perda de peso do que obesos não compulsivos.

Atenção ao diagnóstico

É importante ficar atento a todos os sinais, visto que pacientes compulsivos costumam buscar tratamento de forma errada. É muito comum que se procure auxílio para tratar a questão da obesidade e não o TCAP, que possui aspecto clínico e psicológico bem diferente e específico. Quando o diagnóstico de TCAP for dado, as formas de tratamento serão corretas ao problema e os resultados serão obtidos com mais tranquilidade.

É preciso que o profissional de saúde observe características típicas a outros transtornos alimentares, e esses merecem atenção, como, por exemplo: questões psicológicas, familiares e genéticas. Além disso, deve-se ter muita atenção para a questão sociocultural, que nos últimos anos tem sido responsável pelo

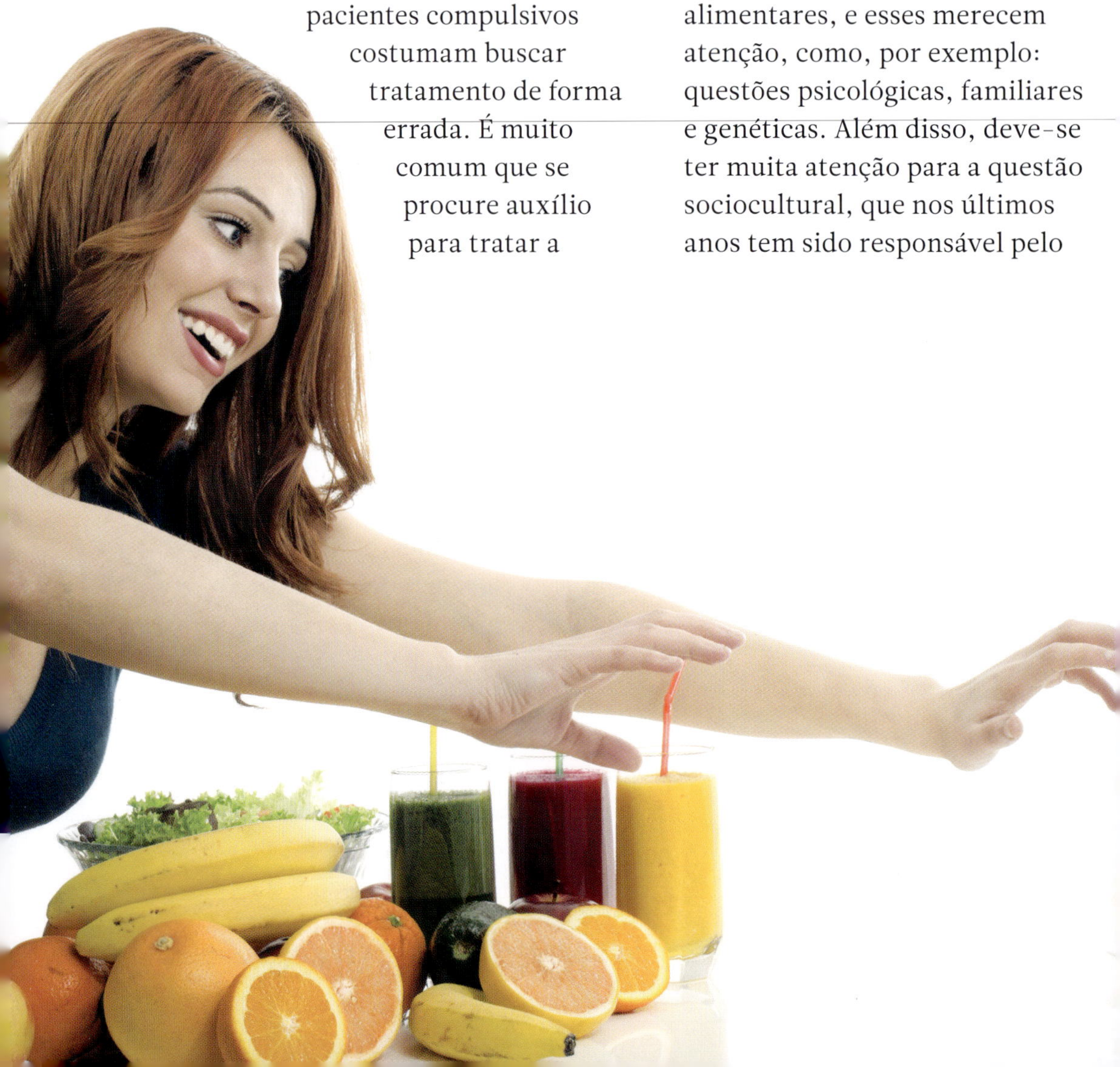

grande aumento de transtornos alimentares e obesidade. Toda a imagem do corpo ideal vendido pela grande mídia acaba "forçando" as pessoas a mudarem seus hábitos alimentares de forma radical, e nem sempre essa alteração acontece de forma sadia. Todo o sacrifício e a pressão pela meta de atingir o corpo perfeito pode gerar algum tipo de transtorno alimentar, portanto muito cuidado.

O TCAP não é algo que acontece apenas com pessoas obesas e muito menos a obesidade determina um compulsivo alimentar. A obesidade e os fatores de riscos associados são consequências de quem come compulsivamente. O modo caótico de vida e de alimentação que envolve as pessoas é, muitas vezes, a maior preocupação quando se procura ajuda médica, muito mais até do que a questão do próprio peso.

Uma dica que pode ajudar muito é o paciente criar um diário de alimentação. Fazer esse acompanhamento com anotações do que foi consumido, anotando também qual era o sentimento daquele momento, pode ser um fator de grande ajuda para controlar a ansiedade que acaba por levar à compulsão.

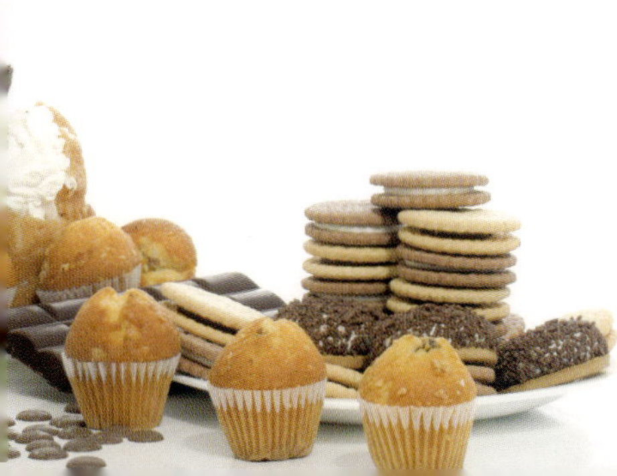

"Não se preocupe se você falhou, todos falham. Erga a cabeça e se sinta muito forte por ter tentado."

A construção de um diário pode ajudar o compulsivo a perceber de forma concreta o tipo de comportamento que o leva a comer demais. Afinal, a compulsão não é uma simples gulodice ou uma quebra de regime, é um ato de alimentação desenfreado que pode levar uma pessoa a consumir mais de 1.000 calorias em um único episódio.

O que os médicos notam é que quanto mais massa corporal, maior o consumo calórico por ocorrência, ou seja, é mais grave.

Etapa **07**

Explicações PSICOLÓGICAS

DESDE QUE SOMOS BEBÊS, NOSSO CORPO ENVIA SINAIS À MENTE. Dores e qualquer outro tipo de desconforto são manifestados pela criança e interpretados pela mãe. Algumas teorias apontam para uma hipótese sobre os problemas nessa medição, o que acaba tornando confusa a percepção entre a psique e o corpo. Um exemplo é o fato de a mãe, na maioria das vezes, entender o choro da criança como uma manifestação de fome. No subconsciente da criança, situações de desconforto manifestadas pelo choro podem acabar sendo associadas à comida.

Esse exemplo se concretiza quando vemos estudos que mostram que pacientes que sofrem de compulsão alimentar têm a tendência de responder com alimentação a situações de dificuldade. Relatos desses pacientes associam a comilança a episódios de raiva, tristeza, solidão, ansiedade, entre outros. Algumas dessas pessoas também apresentam quadros de baixa autoestima, elevada autocrítica e comportamento compulsivo.

A dieta levada da forma errada também é um fator que pode complicar a situação. Uma dieta muito rígida pode deixar o paciente deprimido já que ele terá de se privar de alimentos de que gosta. Por consequência isso aumentará o desejo por comidas que não se pode comer. Esse sentimento de desânimo e privação se transformará em impulso por continuar comendo mesmo depois de saciado.

Problemas emocionais mais graves como traumas passados (abuso sexual, negligência, entre outros) também são fortes gatilhos da compulsão.

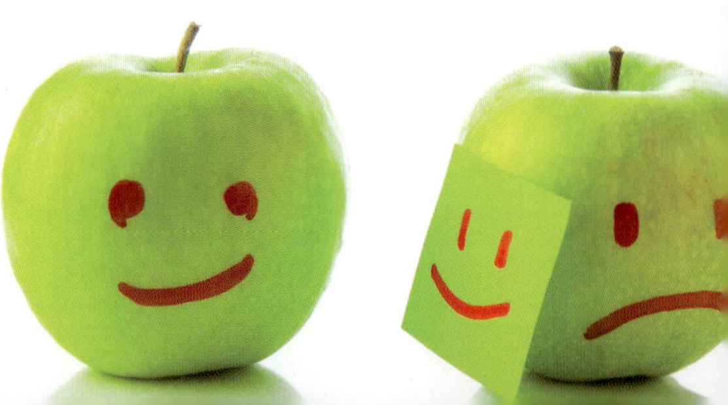

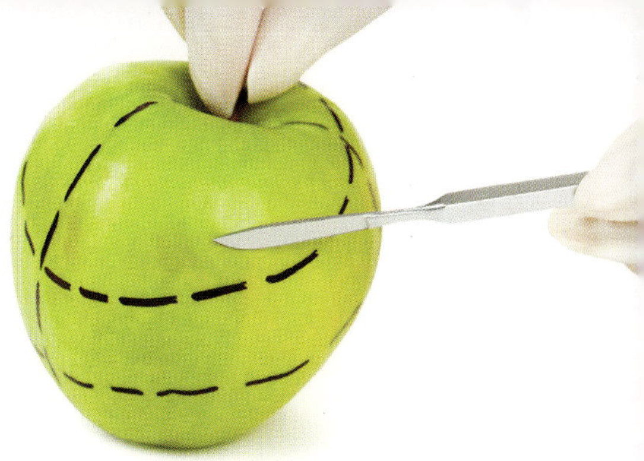

Etapa 08

CIRURGIA é uma opção?

HOJE "ESTÃO NA MODA" AS CIRURGIAS DE REDUÇÃO DE ESTÔMAGO. É bastante comum ter alguém próximo que já passou por esse procedimento. Esse recurso é um dos mais buscados por quem é obeso e sofre de algum tipo de compulsão alimentar, mas precisamos destacar alguns fatores importantes:

A compulsão alimentar pode ser um fator de complicação no pós-cirúrgico, da mesma forma que seria em qualquer outro tratamento de obesidade.

A cirurgia é um procedimento físico e não mental, portanto ela não resolverá questões psicológicas, sociais e culturais. Ou seja, passar por um procedimento cirúrgico não vai resolver a questão da compulsão.

Relatos de pacientes com TCAP que passaram pela cirurgia afirmam que substituíram a compulsão por comida pela compulsão por jogo, bebidas alcoólicas e até compras.

Antes de buscar uma solução radical como a redução de estômago, o paciente precisa procurar ajuda psicológica se julgar necessário. Qualquer procedimento será em vão se, em primeiro lugar, não cuidar de sua mente e dos fatores que o incomodam e que levam à compulsão.

É importante acreditar que a luta contra a compulsão e seus aspectos negativos é possível. Muitos resultados positivos vêm sendo obtidos com pacientes que usam a psicoterapia como aliada na redução de episódios compulsivos. Recursos farmacológicos, que estão a cada dia mais eficientes, também são uma ótima ferramenta no auxílio do tratamento. A associação de terapia com medicação e orientação alimentar consegue melhorar muito os aspectos emocionais. Com esse controle é completamente possível quebrar o ciclo das compulsões e então obter o completo sucesso sobre a obesidade. É necessário, acima de tudo, buscar ajuda profissional; o retorno positivo é imenso.

Etapa 09

SINAIS da compulsão

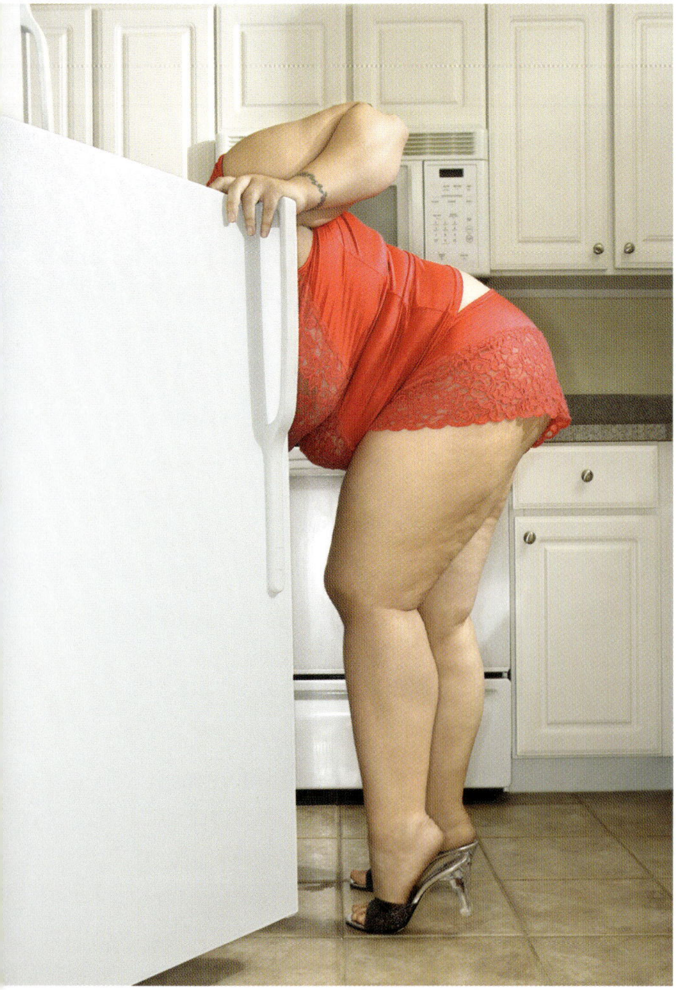

A FORMA COMO UMA PESSOA LIDA COM SEUS ALIMENTOS PODE MOSTRAR SE ELA já está sendo vítima de uma compulsão alimentar. Apesar de muitas pessoas estarem à mercê de um episódio de gula desenfreada, a forma de encarar essa situação pode indicar se a pessoa precisa buscar ajuda.

De acordo pesquisadores do assunto, existem duas definições básicas de compulsão alimentar. A primeira se entende como um episódio de descontrole, em que se consome uma quantidade exagerada de comida, e os casos mais graves, que são diagnosticados como Transtorno da Compulsão Alimentar Periódica, situação que apresenta as características mencionadas anteriormente, porém com maior frequência, além de gerar todas as situações de desconforto psicológico.

Para entender um pouco mais sobre o transtorno ou para ajudar a detectar se alguém próximo o possui, veja alguns sinais que podem identificar um compulsivo:

Alimentar-se escondido

Comer sozinho tentando evitar outras pessoas pode ser um subterfúgio para evitar o julgamento de outras pessoas ou até o próprio. Dessa forma a pessoa tenta ocultar a quantidade e a qualidade dos alimentos que está consumindo. Não há nada de errado em querer comer sozinho às vezes, mas quando essa atitude se torna frequente é bom ficar alerta. Fique atento se você ou alguém próximo está adotando esse comportamento.

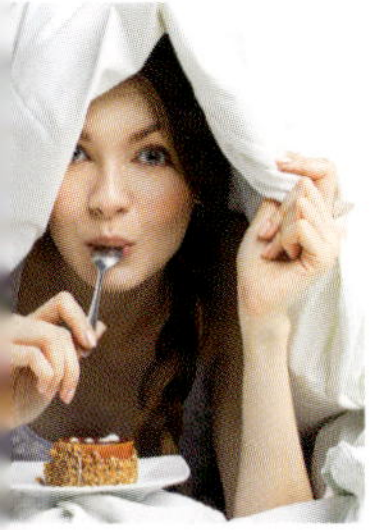

Velocidade na alimentação

Um dos quesitos que caracterizam a compulsão alimentar é a velocidade com que se consome a comida. Alimentar-se rapidamente acaba fazendo com que a pessoa coma ainda mais do que é necessário. Isso acontece porque os hormônios que regulam a saciedade levam algum tempo para agir. Comendo rápido demais, ela acabará ingerindo uma grande quantidade até que seu organismo se dê por satisfeito. Isso acabará aumentando ainda mais o peso e poderá também causar problemas gastrointestinais ao longo do tempo.

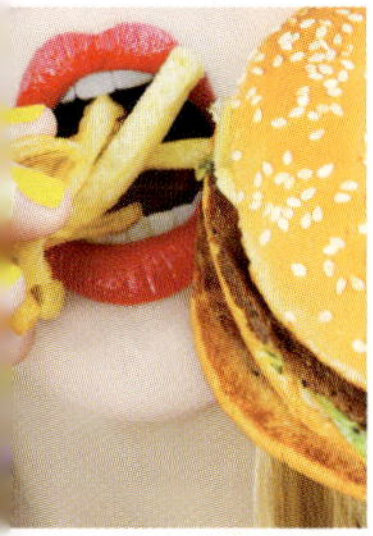

Comer sem fome

Para quem sofre de compulsão alimentar, comer nem sempre é para aliviar a fome. Nesses casos é perceptível que a pessoa dá prioridade para alimentos ricos em gorduras ou açúcares, como doces em geral, frituras, *fast-food* etc. É importante ter cuidado, pois para esses pacientes a comida deixa de ser uma necessidade do corpo para se tornar apenas uma fonte de prazer imediato. Para essas pessoas o ganho de peso é apenas questão de tempo.

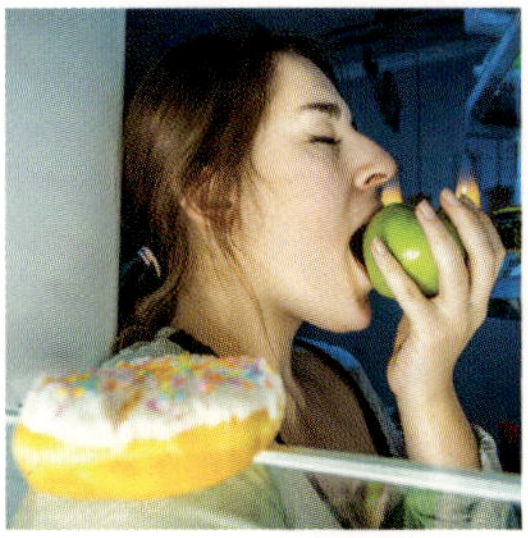

Comer até passar mal

Sabe quando você vê que está à mesa aquela comida de que você mais gosta e, por consequência, come muito e acaba sentindo aquele desconforto? Isso acontece

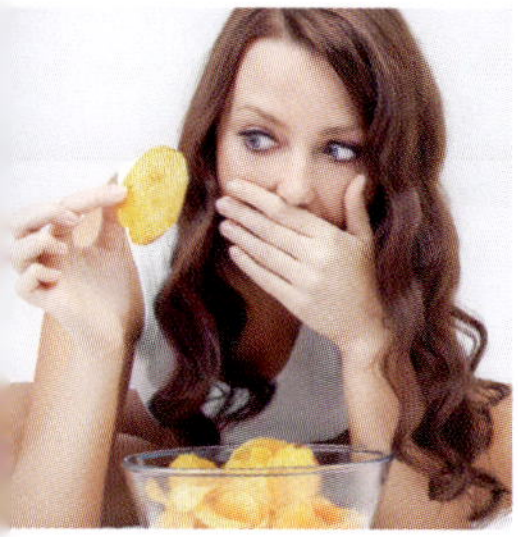

devido a uma distensão do estômago, que recebe uma quantidade muito acima do seu limite. Em pessoas sem nenhum transtorno alimentar, isso pode acontecer de vez em quando e sem maiores consequências; já para quem possui TCAP, essa é uma realidade frequente. Isso acontece porque a pessoa precisa saciar o seu lado emocional e não o físico, chegando ao ponto de suportar esse desconforto estomacal constantemente.

Comer a todo o momento

Em compulsivos alimentares a falta de algum alimento por perto pode causar um vazio emocional. Isso é contornado tendo sempre alguma comida por perto e consumindo-a sem critério de hora. É comum que essas pessoas até tenham a sensação de fome quando ela não existe, mas é apenas uma forma do psicológico agir. Dessa forma é normal ver a pessoa sempre com algum petisco por perto.

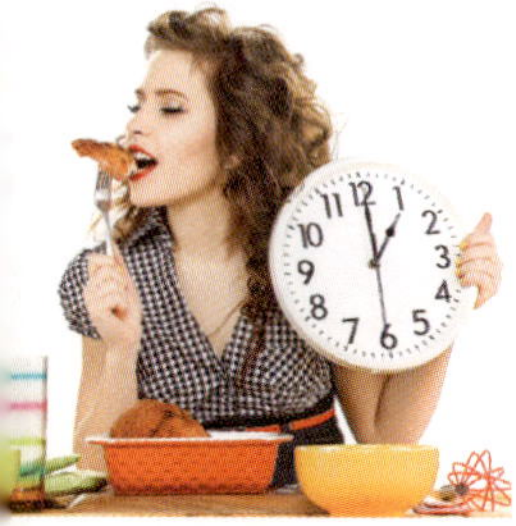

Comer para saciar a fome emocional

Quando um compulsivo se vê diante de uma situação que lhe cause muito estresse ou muita felicidade, é dada a largada para o consumo exagerado de algum alimento. Para o lado psicológico dessa pessoa, comer será uma forma de aliviar a tensão ou até de se sentir recompensada.

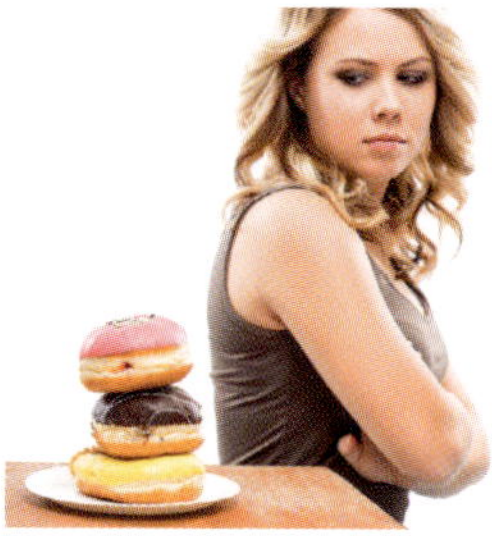

A culpa que vem a seguir

O sentimento de culpa que acompanha um episódio de descontrole alimentar é apenas uma consequência da percepção que o indivíduo teve em relação ao erro cometido. Ele sabe que está agindo de uma maneira errada e sente que não pode fazer absolutamente nada a respeito. Esse fator também é bastante comum a pessoas que são obrigadas a seguir dietas muito rígidas. Em apenas uma dia podem colocar em risco semanas de dedicação e esforço.

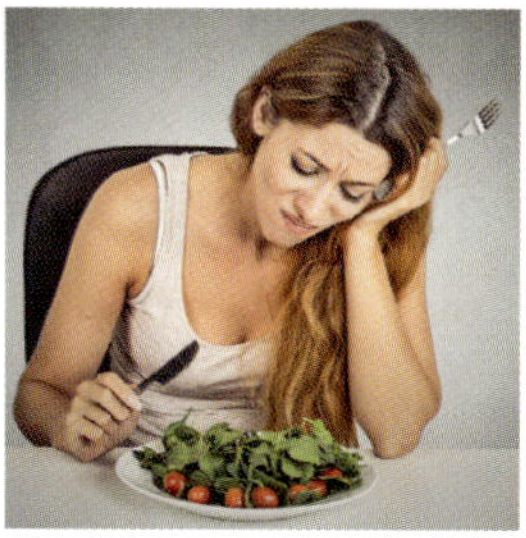

Etapa **10**

AGRESSIVIDADE, IMPULSIVIDADE *e o* PESO

SE VOCÊ É DO TIPO DE PESSOA QUE TEM UMA PERSONALIDADE FORTE E INSTÁVEL, saiba que suas chances de ter problemas com a balança ao longo da vida são muito maiores. Esse indício vem de um estudo realizado pelo Instituto Nacional do Envelhecimento, nos EUA, e publicado no jornal da Associação Americana de Psicologia.

O estudo levou 50 anos e foram analisadas 1.998 pessoas, metade homens e metade mulheres. O objetivo era determinar de que forma a personalidade de cada um estaria associada ao seu peso e Índice de Massa Corporal (IMC). Toda a avaliação foi feita com base em cinco traços de personalidade principais e suas subcategorias: abertura a novas experiências,

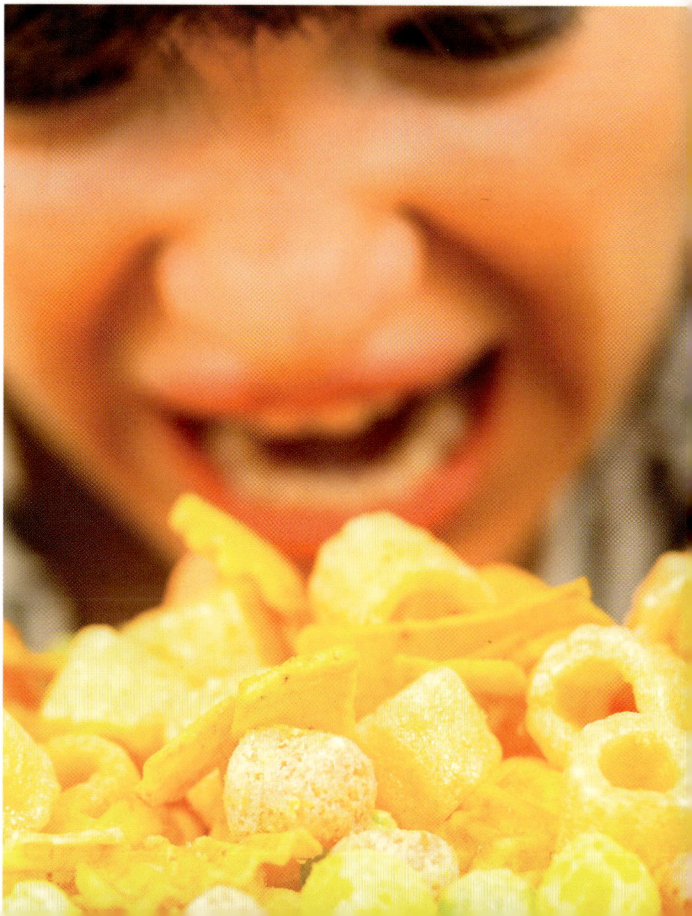

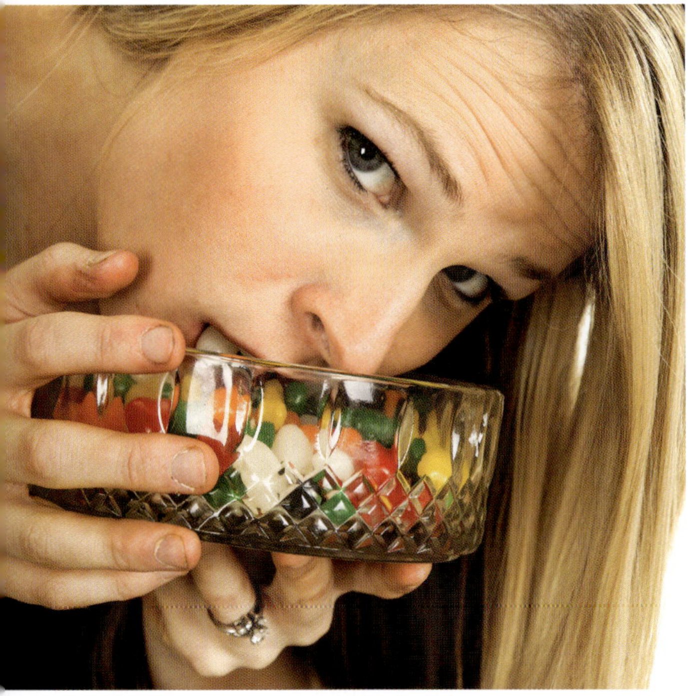

consciência, extroversão, socialização e neuroticismo. Todos também tiveram suas medidas corporais e peso medidos ao longo do estudo.

Apesar de clinicamente o peso das pessoas tender a aumentar ao longo da vida, os pesquisadores notaram que, dentre todos do grupo, os que mais ganharam peso foram as pessoas impulsivas, que gostavam de se arriscar, e as neuróticas, com características de cinismo, competitividade e agressivas perante a vida.

Os autores do estudo, com base em aplicações nutricionais, afirmam que para manter o peso de forma saudável é necessário um programa alimentar balanceado e atividades físicas regulares. Isso tudo requer dedicação e compromisso, e é aí que mora o problema para pessoas com as características citadas, já que elas têm maior tendência a ceder a tentações e não costumam ter disciplina para manter a meta em meio a dificuldades e frustrações da vida cotidiana.

O estudo também revelou que pessoas com traços de personalidade consciente, que têm mais capacidade de fazer planos, têm muito mais facilidade de manter o peso e praticamente não sofrem alterações de personalidade ao longo da vida.

Pesquisas na área já indicavam que pessoas mais impulsivas são mais propensas ao ganho de peso e à compulsão alimentar, são padrões de comportamento que apenas contribuem para a obesidade ao longo da vida.

Identificar os fatores que ligam a personalidade de uma pessoa à obesidade é algo bastante complexo, mas esses estudos indicam um futuro promissor em tratamentos personalizados para cada tipo de pessoa. Da mesma forma que uma determinada atividade pode ser mais efetiva para pessoas extrovertidas, uma dieta baseada na personalidade surtirá o mesmo tipo de efeito.

Etapa **11**

SENTIMENTO *e alimentação*

SABE AQUELE MOMENTO DE MUITA PRESSÃO E ESTRESSE NO TRABALHO OU EM CASA? Na sequência não bate uma terrível vontade de comer um doce ou alguma guloseima que você goste? Professores da Universidade de Paris demonstraram em um estudo que existe uma relação direta entre o sistema límbico – onde são formadas as emoções – e o hipotálamo – área onde se desenvolve a sensação da fome.

Ficou comprovado que quando a comunicação entre esses setores cerebrais se descontrola surge o impulso de comer, o que só reforça o fato de que cerca de 95% das mulheres saudáveis na França só engordam porque comem em excesso para suprir suas emoções.

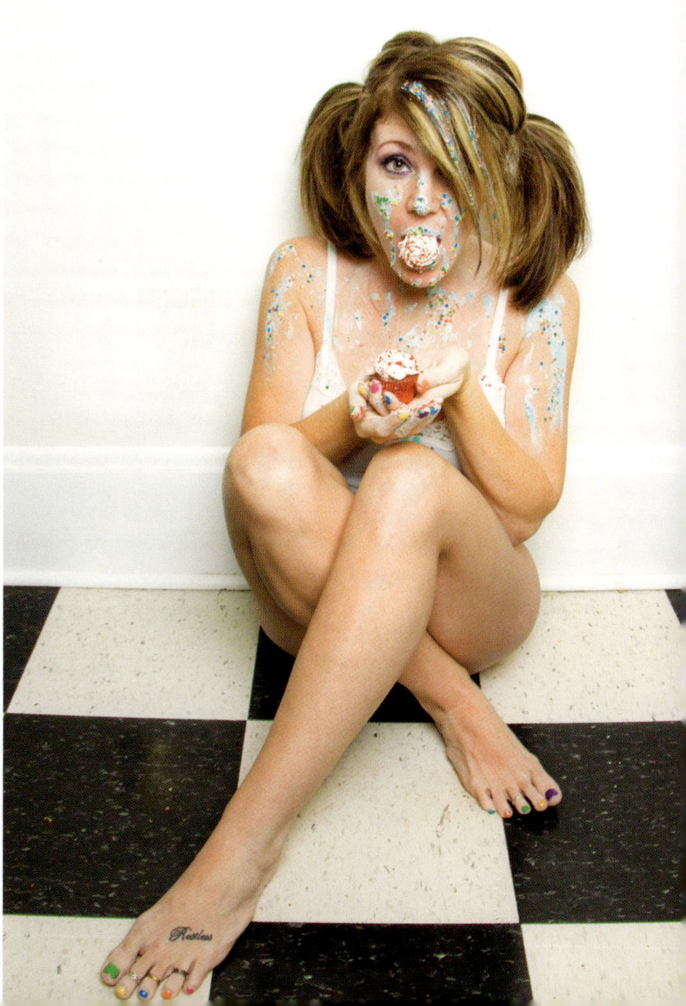

Etapa 12

MULHERES OBESAS e o distúrbio de personalidade

MULHERES QUE POSSUEM ALGUM SOBREPESO OU JÁ SÃO OBESAS são muito mais predispostas a sofrer algum tipo de transtorno de personalidade antissocial, paranoia e outras fobias sociais. Já em relação aos homens, o peso a mais não faz tanta diferença em relação à sua personalidade.

Foram observados dois tipos de distúrbio, o primeiro chamado de transtorno de personalidade esquiva, que causa nas mulheres timidez além do normal e medo de serem rejeitadas devido ao fato de fugirem de interações sociais, e o transtorno de personalidade antissocial, que se caracteriza por maior agressividade a outras pessoas.

Pesquisadores que chegaram a essas conclusões acreditam que a ligação entre a obesidade e os distúrbios são uma estrada de via dupla, visto que mulheres com problemas de personalidade costumam ser menos ativas, sofrendo, assim, de obesidade. Além disso, a estigmatização do corpo obeso pode levar essas mulheres a desenvolverem algum

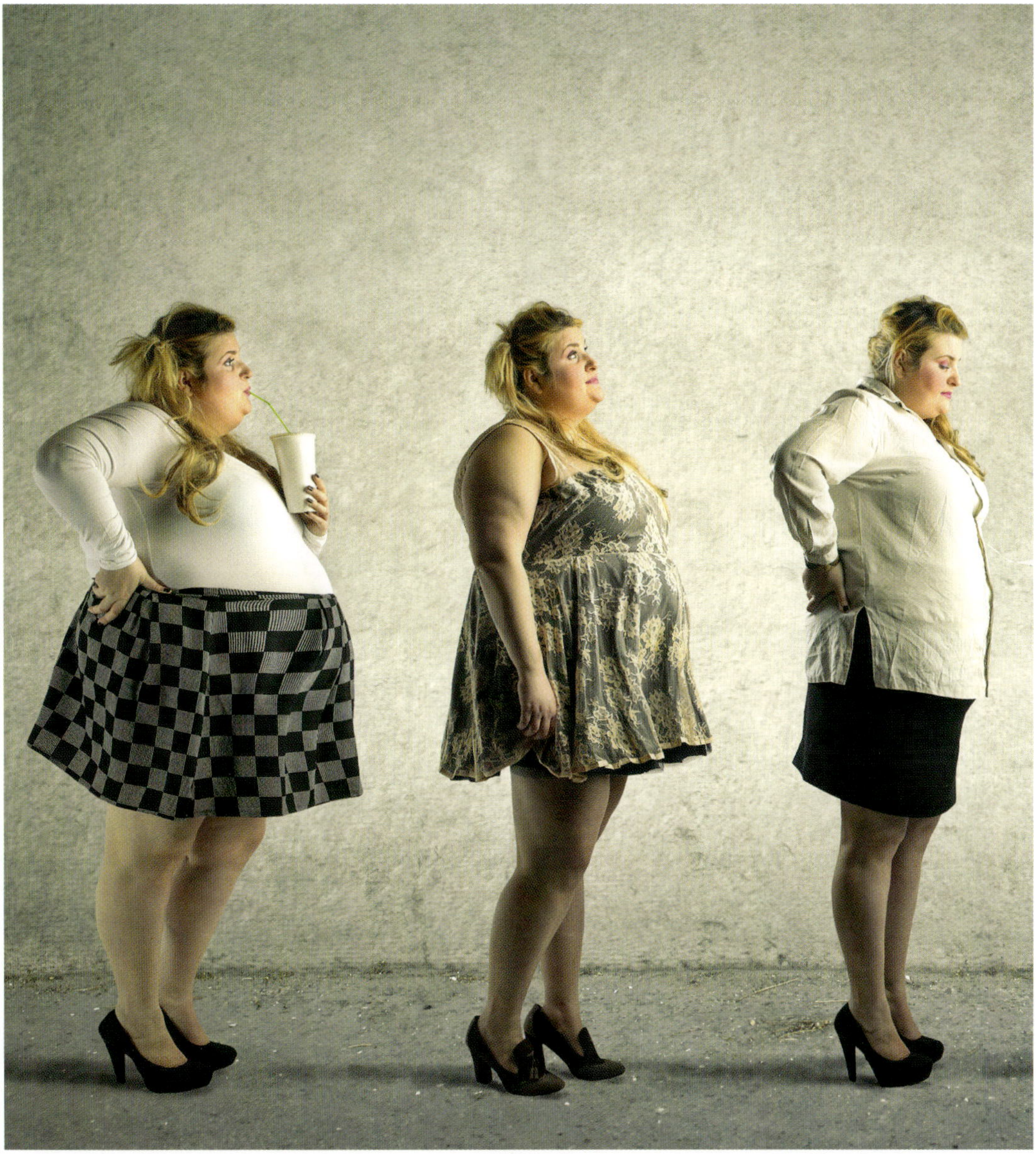

distúrbio de personalidade. Ou seja, o conflito diário com o próprio corpo e os comentários maldosos de outras pessoas são os principais gatilhos para esse efeito dominó que une peso e personalidade. É necessário que haja uma reeducação social, não só para quem tem algum transtorno, mas para a sociedade de uma forma geral e seu desejo de impor a ditadura do corpo perfeito.

Etapa 13

Os TIPOS de personalidade

VOCÊ SABERIA RESPONDER DE IMEDIATO QUAIS SÃO AS CARACTERÍSTICAS QUE FAZEM DE VOCÊ O QUE É HOJE? Já parou para pensar em qual tipo de personalidade é a sua – extrovertida ou reservada, sensível ou mais fechada?

Psicólogos e pensadores, ao longo da história, vêm estudando a ciência por trás de quem somos e os fatores que definem a personalidade. Eles classificam os muitos fatores existentes como sendo as diferenças individuais que compõem o indivíduo em sua forma de pensar, sentir e agir. Há uma gama realmente grande de formas para se medir a personalidade, mas muitos profissionais já nem tentam mais dividir as pessoas em tipos exatos. Ao invés disso, eles se concentram em traços de personalidade. Uma das teorias modernas mais aceitas é conhecida como ***Teoria dos Big Five*** (ou Teoria dos Grandes Cinco, em tradução livre), que são:

1. **Abertura à experiência**
2. **Consciência**
3. **Extroversão**
4. **Socialização**
5. **Neuroticismo**

Pode-se afirmar que os Big Five são os ingredientes básicos que compõem a personalidade de cada pessoa. Por exemplo, um indivíduo pode ter uma boa parcela de abertura, pouca consciência, certa quantia de extroversão e muito neuroticismo. Ou pode ainda ser muito desagradável, muito neurótico, introvertido, consciente e dificilmente aberto a todos. As variantes são inúmeras. Veja a seguir o significado de cada uma dessas características:

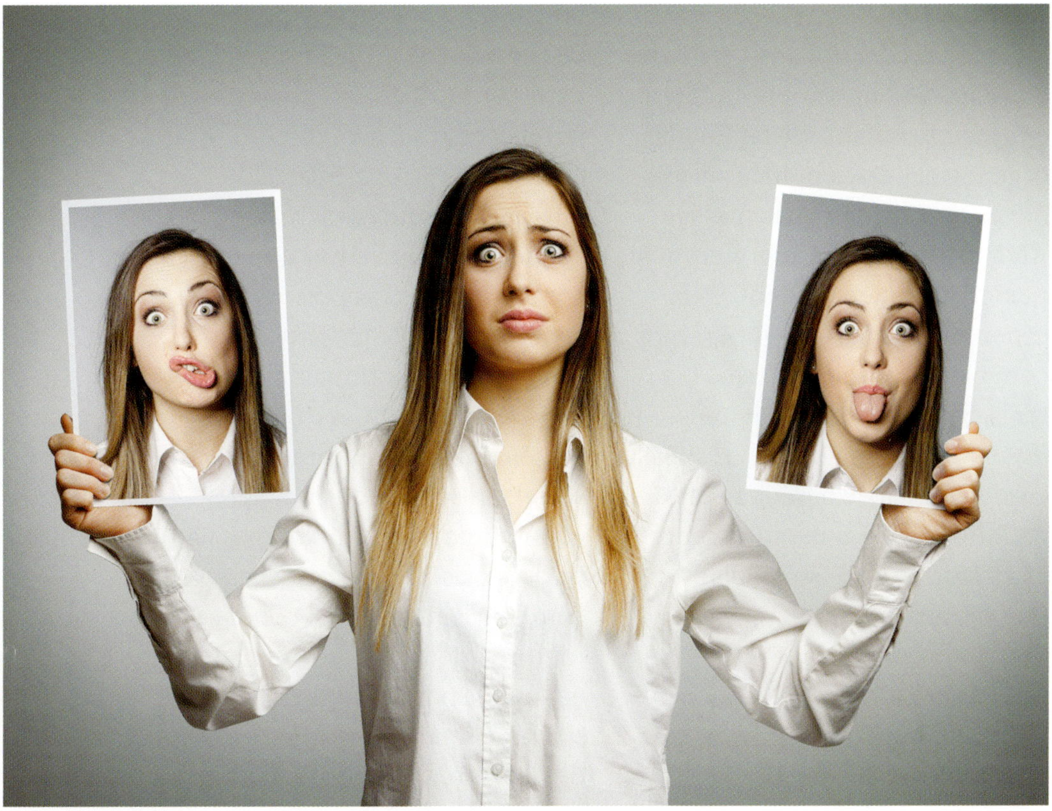

Abertura à experiência

Pessoas que são mais abertas à experiência geralmente são as que preferem aventuras, têm um alto grau de curiosidade, gostam de variados tipos de arte e de novidades. Pode-se dar um lema aos abertos à experiência: *"A variedade é o que tempera a vida"*. No contraponto, pessoas contrárias à experiência preferem seus velhos hábitos, evitam novidades a todo custo e normalmente não se metem em aventuras.

Nem sempre a alteração de personalidade é um processo fácil, mas esse traço de personalidade é um dos que se mostra mais predisposto a alterações na vida adulta. Em um estudo realizado com diversos voluntários, foi oferecida a substância psilocibina - principal componente psicoativo encontrado em cogumelos do gênero *Psilocybe*, de onde vem o seu nome. Os indivíduos com traços de abertura à experiência tornaram-se ainda mais abertos a alterações de personalidade com base em sugestão dos pesquisadores.

Consciência

Pessoas com um alto senso de consciência têm maior tendência em se mostrar autodisciplinadas, organizadas e orientadas para o dever e em atingir suas metas. Além disso, mostram preferência pelo planejamento ao invés da espontaneidade. Já os indivíduos com baixa consciência são mais espontâneos e bem mais descuidados com os deveres. Essa característica de personalidade é muito útil e é constantemente associada ao sucesso escolar ou no trabalho.

Extroversão

Ao contrário dos introvertidos, os detentores da extroversão são aqueles que mais têm destaque entre todas as características de personalidade. Quanto mais extrovertido alguém é, mas fácil de se relacionar socialmente.

Pessoas extrovertidas são faladoras e muito sociáveis. Tendem a ser assertivas e alegres com quase todas as pessoas que as cercam. Por outro lado, os introvertidos costumam ficar mais tempo sozinhos e não sentem tanta falta de interação social. A introversão pode ser confundida com timidez, mas não é necessariamente o caso. Pessoas com essa característica podem ser muito agradáveis e até interagirem em festas, por exemplo, mas sua preferência sempre será a de se manter afastado ou curtir atividades sozinho.

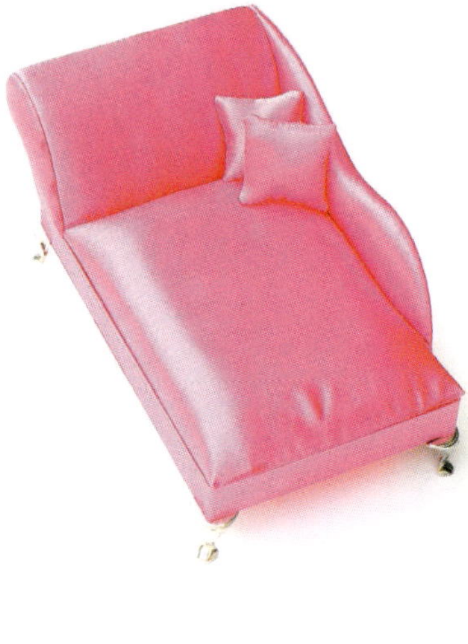

JUNG, FREUD, PSICOLOGIA E OS TIPOS DE PERSONALIDADE

Para entendermos melhor o papel da psicologia e as teorias envolvidas na busca da personalidade, vamos observar um pouco mais do trabalho de Jung.

Carl Gustav Jung nasceu em Kesswill, na Áustria, em 1875. Renomado psiquiatra de sua época, viveu no mesmo período que outro famoso psicanalista, Sigmund Freud.

Jung inicialmente deu entrada em sua vida acadêmica como estudante de medicina, interessando-se por psiquiatria após a leitura ocasional de alguns livros sobre o tema na faculdade. Após devorar centenas de livros sobre o assunto, ele próprio passou a escrever algumas de suas teorias. Entre esses primeiros ensaios estão presentes as ideias iniciais da personalidade. Em 1900 Jung larga a carreira de médico para se dedicar exclusivamente à psiquiatria, em Zurique, Suíça. Após algum tempo atuando na área, Jung decide alçar voos maiores e parte para Paris. Nessa época a cidade era o centro cultural da velha Europa.

Em 1907 Jung conhece Freud, que estava de passagem por Paris. A partir desse encontro ambos desenvolvem uma amizade e começam a trocar suas experiências e teorias sobre psicanálise e personalidade.

Apesar da relação inicial, a amizade de ambos não dura muito tempo, já que eles decidiram trilhar caminhos opostos em seus estudos. Jung começava a trilhar o caminho da pesquisa astrológica, esotérica e espiritual, ao passo que Freud seguia uma linha mais científica da psicologia, estudando a análise de comportamento. É aqui que surgem as duas linhas principais da psicologia e ambos perdem completamente o contato. Jung faleceu em 1961, deixando esposa e cinco filhos.

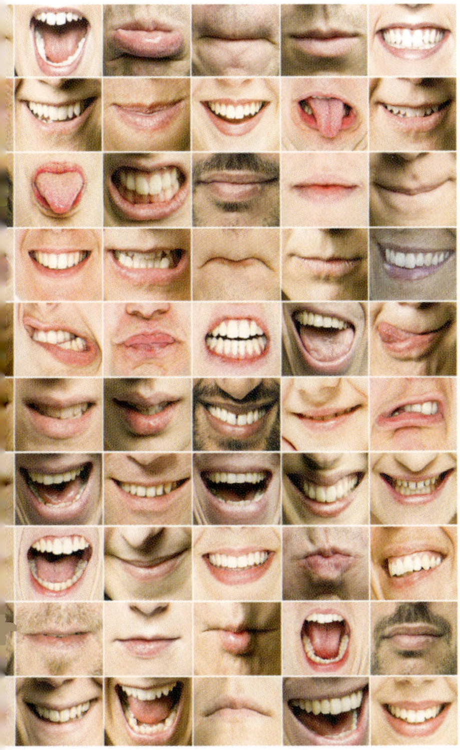

O NASCIMENTO DA TEORIA MYERS-BRIGGS

De acordo com a teoria criada por Carl Jung, as formas de comportamento das pessoas não são aleatórias. Esse comportamento pode ser medido, previsto e até mesmo classificado através dos tipos de personalidade. Em um de seus mais famosos livros, "Tipos Psicológicos", Jung afirma que a personalidade se compõe de diversos fatores e a combinação desses é o formador dos tipos de personalidade.

Na década de 50, pouco tempo depois da Segunda Guerra Mundial, Katherine Briggs Myers e sua filha Isabel Briggs Myers, então diretoras de uma pequena fábrica nos EUA, entraram em contato com a obra de Jung – que andava meio esquecida na época devido à fama que Freud vinha conseguindo com seus estudos. Ambas decidiram aplicar algumas das teorias de Jung para poderem contratar mão de obra diferenciada para seu empreendimento. No início tudo parecia uma brincadeira, mas com o tempo elas passaram a observar mais atentamente os tipos que iam contratando.

Conforme iam observando seus novos candidatos, verificaram que as teorias de Jung, apesar de muito bem elaboradas, tinham algumas brechas. Havia outros fatores a se levar em consideração para determinar um tipo de personalidade. Foi então que a partir dos critérios estabelecidos por Jung, ambas adicionaram mais dois para determinar melhor os tipos de personalidade. Foi então que, apesar de nunca terem publicado nada de forma oficial, nasceu o Myers-Briggs Type Indicator (ou Indicador Myers-Briggs de Tipos de Personalidade). Até hoje essa é uma das teorias mais usadas por psicólogos do mundo todo para determinar alguns tipos de personalidade.

Socialização

Pessoas com essa característica têm a tendência de ser mais compassivas, bondosas e cooperativas. Este traço reflete diferenças individuais na preocupação com a harmonia social e com a valorização da boa relação com outras pessoas. Além disso, são geralmente respeitosas, amigáveis, generosas, prestativas e dispostas a cumprir com compromissos estabelecidos. Pessoas sociáveis também têm uma visão bastante otimista em relação à natureza humana, acreditando que, basicamente, outros seres humanos são honestos, decentes e confiáveis.

Pessoas "não sociáveis" sempre colocam seus próprios interesses acima dos outros, não se preocupam com o bem-estar alheio e muitas vezes sua descrença as tornam desconfiadas.

"Nenhum obstáculo é maior que sua vontade de vencer."

Neuroticismo

Os indivíduos que apresentam essa característica têm uma maior tendência em experimentar sentimentos negativos, como raiva, tristeza e ansiedade, entre outros. Muita gente acredita que esse perfil sofre de instabilidade emocional, mas isso não é uma regra. Aqueles que possuem um alto nível de neuroticismo reagem mais agressivamente a momentos de estresse, são mais vulneráveis a interpretar situações normais como sendo ameaçadoras e suscetíveis a pequenas frustrações.

Esse problema em regular as emoções normalmente faz com que o indivíduo perca a capacidade de pensar de forma clara no momento de lidar com alguma situação estressante. Outra grande desvantagem é que os "neuróticos" têm muito mais chance de sofrer de algum problema grave de saúde, já que acabam por recorrer a subterfúgios, como álcool, por exemplo, para se livrarem de suas angústias.

No outro lado dessa escala, pessoas com baixo nível de neuroticismo não são incomodadas com facilidade e são menos insensíveis emocionalmente. Costumam ser mais calmos e emocionalmente estáveis, se livrando com certa facilidade de sentimentos ruins. Mas isso não significa que esses indivíduos estejam livres dessa negatividade, apenas não se deixam influenciar por ela.

Outros tons de personalidade

Alguns tipos de personalidade acabaram caindo em desuso na tradição psicológica moderna, no entanto eles ainda são usados em consultorias no universo corporativo para ajudar na compreensão de executivos e/ou pessoas em cargos de liderança. Um dos mais famosos indicadores para alguns tipos de personalidade é o chamado ***Myers-Briggs***.

Esse método de identificação é todo baseado no trabalho do famoso psicólogo Carl Jung que classifica as pessoas em categorias baseadas em quatro áreas específicas: sensação, sentimento, intuição e pensamento. Ele também considera inclinações voltadas a extroversão/introversão.

A sensação e a intuição se referem ao fato da pessoa ter preferência por reunir informações a respeito do mundo que a cerca, sejam elas informações concretas (detecção) ou o lado emocional (intuição). Já sentimento e pensamento se referem à classe de pessoas que tomam decisões. É a clássica fórmula onde o tipo que pensa toma a decisão e o tipo que sente e segue a intuição.

O sistema ***Myers-Briggs*** se completa com a divisão entre julgamento e percepção, na tentativa de descrever a forma como as pessoas preferem interagir com o mundo ao seu redor. O uso desse sistema é um tanto polêmico, visto que a pesquisa sugere que os tipos não se correlacionam muito bem entre a satisfação no trabalho e suas habilidades.

Etapa 14

A CLASSIFICAÇÃO da personalidade

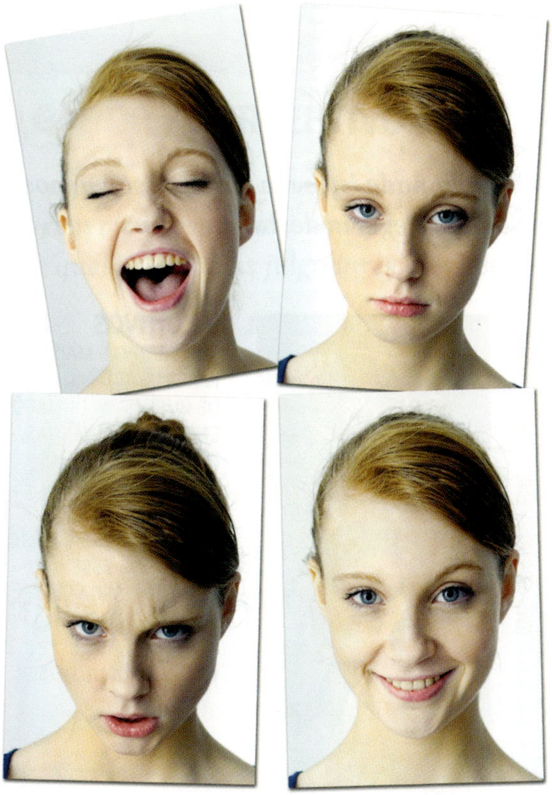

DE ACORDO COM O INDICADOR MYERS-BRIGGS DE TIPOS DE PERSONALIDADE, a classificação dos tipos se dá pela combinação de quatro critérios distintos. Esses critérios são obrigatoriamente opostos, ou seja, se o indivíduo tem o tipo de personalidade extrovertida, ele não poderá ser introvertido. Para que a personalidade seja formada por completo é preciso adicionar um quesito de cada critério. Ao final, a combinação de quatro critérios formará um tipo de personalidade. **Veja a seguir os quatro critérios de classificação:**

Etapa
15

A EMOÇÃO e o VÍCIO de comer

PRIMEIRO COMEÇA COM UM DOCE APÓS O ALMOÇO, DEPOIS UM PACOTE DE SALGADINHOS POR DIA. Nada de água ou suco natural, apenas refrigerante. O bom e velho prato de arroz e feijão já não faz mais sentido, ele tem que ser trocado por um X-Tudo caprichado...

É assim que normalmente começa a história de um organismo que se vicia em comida, mas não qualquer comida. Ignorar a salada se torna uma prática comum e o que era saudável já não atrai mais. O importante passa a ser consumir cada vez mais gorduras e açúcares, assim o cérebro dá o retorno em forma de dopamina, o hormônio do prazer. Hoje já está mais do que claro para a ciência que os "alimentos modernos" são tão viciantes quanto uma dose de cocaína ou uma pedra de crack. Isso acontece porque o sabor das comidas mais gordurosas ou doces estimula o centro de recompensa do cérebro, imitando um processo muito parecido com o do vício ou o da excitação sexual.

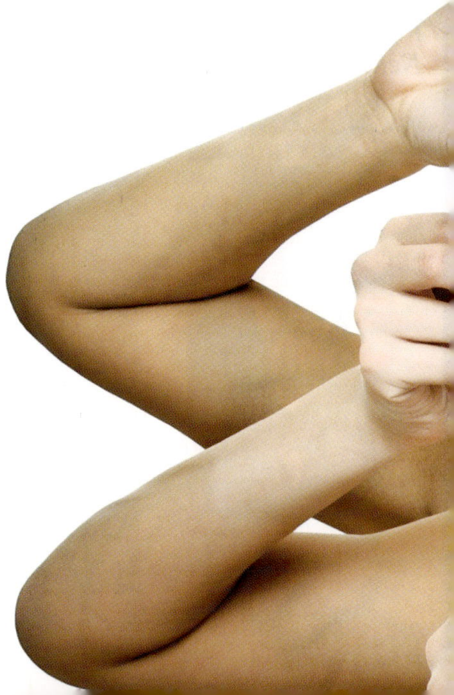

Alimentando o vício, literalmente

Tudo começou por volta do ano 200 mil a.C. Foi nesse período que começaram a surgir os primeiros seres humanos semelhantes ao que somos hoje em dia. Os meios de vida eram bastante brutais naquela época, e se alimentar era uma verdadeira prova de sobrevivência. Em primeiro lugar nosso ancestral deveria caçar o alimento e, caso não conseguisse, o jeito era aguentar firme e esperar a próxima oportunidade. Por conta disso, nosso organismo desenvolveu um método interessante para guardar energia, o acúmulo de gordura. Assim, quando a caça era boa, comia-se a carne e o corpo armazenava um pouco de gordura – principalmente na região abdominal e quadris – para que, em períodos de escassez, essa gordura fosse usada pelo corpo.

Para que essa prática se mantivesse, o cérebro criou um mecanismo bastante engenhoso: oferecer uma recompensa hormonal a cada vez que se comia algo rico em gorduras e que acabaria sendo estocado quando consumido em excesso.

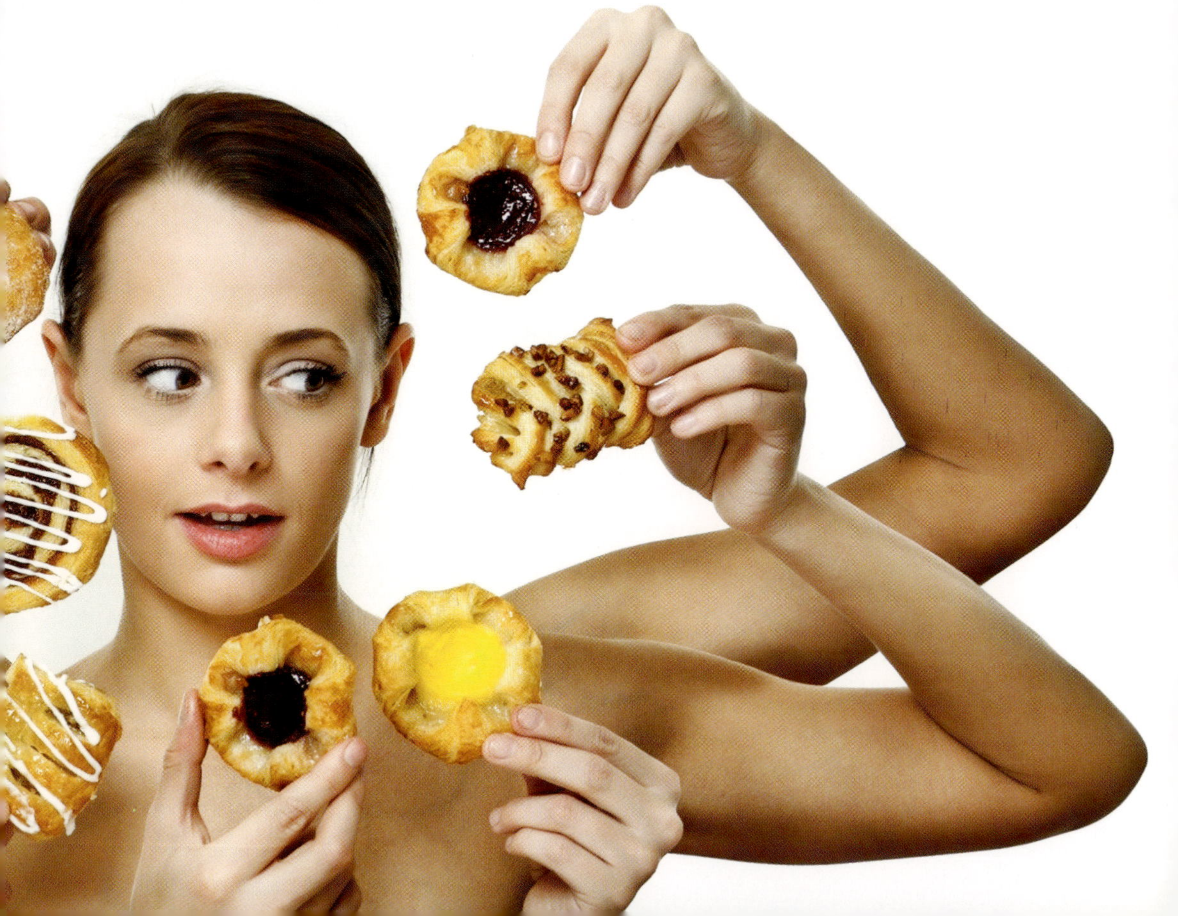

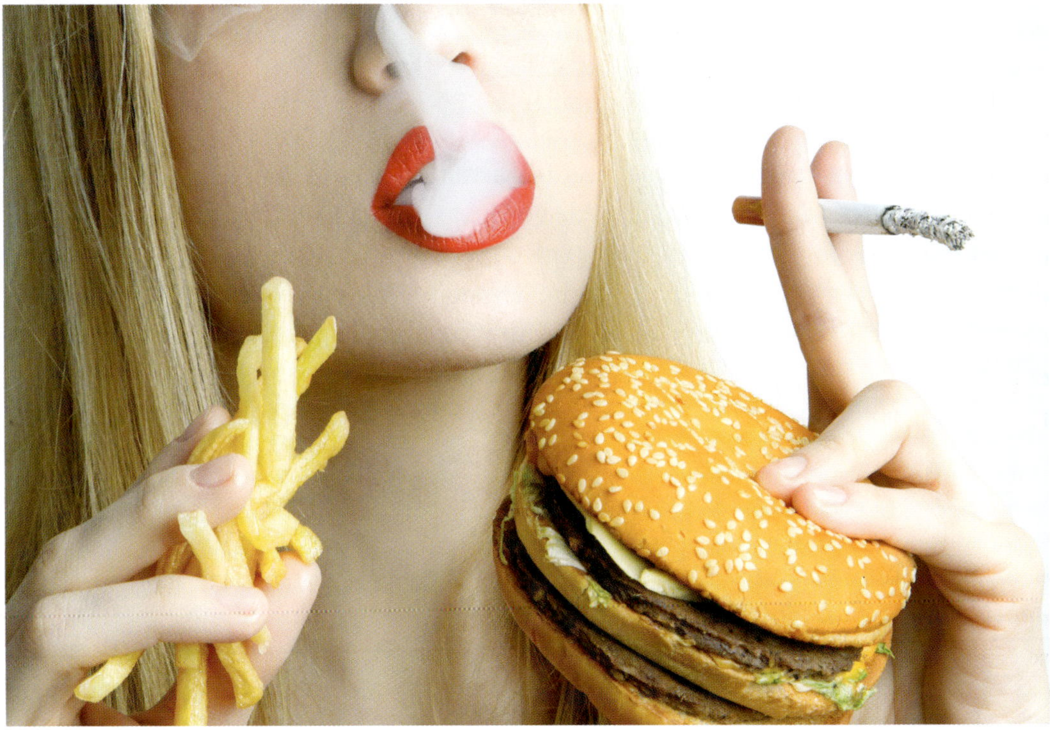

No caso dos nossos ancestrais, a gordura do animal abatido para o almoço. Estava sendo inaugurado o fator viciante na alimentação, onde se come alguma coisa calórica e se ganha uma dose de dopamina. Como esse recurso sempre foi muito útil para a sobrevivência da nossa espécie, ele se manteve ao longo das gerações seguintes e continua funcionando agora mesmo em mim e em você. É claro que hoje em dia ninguém mais precisa sair correndo atrás de um javali com uma lança. Basta abrir a porta da geladeira e encontrar os mais variados alimentos repletos de deliciosas calorias. É claro que isso também tem um preço: hoje as pessoas são muito mais obesas do que milênios atrás.

Esse mecanismo que nosso corpo encontrou para nos manter vivos em épocas de pouca comida na verdade não iniciou com a espécie humana. Todos os mamíferos possuem o mesmo mecanismo. Esse traço que temos em comum com nossos primos de outras espécies ajuda a ciência de hoje a saber mais sobre a relação que temos com a comida.

Em um estudo realizado pelo Scripps Research Institute, nos Estados Unidos, pesquisadores separaram ratos em dois grupos. O primeiro grupo recebia apenas sua ração tradicional. O segundo grupo passou a receber alimentos hipercalóricos, como bacon, embutidos, doces e outros alimentos ricos em gordura e açúcar. Depois de cerca de 40 dias, os ratos que estavam recebendo apenas ração se mantiveram magros e saudáveis. O segundo grupo, como já era de se esperar, engordou consideravelmente. Os pesquisadores notaram então que o cérebro dos ratos que só estavam se alimentando de bombas calóricas se modificou. Todos eles desenvolveram resistência à dopamina, consequentemente ficando "anestesiados" ao prazer proporcionado pela comida. Para resolver esse problema, os ratos consumiam muito mais guloseimas do que precisavam, para que assim o cérebro os recompensasse com doses semelhantes de dopamina com as quais estavam acostumados no início do experimento.

Para se ter ideia dos efeitos, os pesquisadores instalaram eletrodos na área onde ficava a comida dos ratos obesos. Assim que eles se aproximavam para pegar mais comida recebiam um choque. A surpresa dos cientistas foi que os ratos ignoravam os choques para chegar até a comida! Além disso, os ratos também perderam o interesse pela procriação, estavam interessados apenas na dose de dopamina. Esse tipo de efeito é observado em pessoas que são viciadas em crack, por exemplo.

A semelhança que existe entre alimentos hipercalóricos e drogas não se resume apenas a esse experimento. Outras pesquisas indicam que a gordura estimula a produção de endocanabinoides, substância similar à encontrada na maconha. Além disso, o chocolate também libera a feniletilamina, substância também conhecida como "hormônio da paixão", sendo um neurotransmissor cuja molécula se parece muito com a anfetamina.

Mas saiba que não precisa apenas comer; só de olhar para uma determinada comida o cérebro já pode reagir como um viciado. Em outro estudo realizado na Brookhaven National Laboratory, nos EUA, foi feita uma comparação entre imagens do cérebro de pessoas que possuem algum tipo de compulsão alimentar e outras de pessoas que são apenas obesas mas sem nenhum distúrbio.

Observou-se que, quando sentiam o cheiro de algum

alimento de que gostavam, o cérebro dos compulsivos recebia uma descarga de dopamina, fato que não aconteceu com o grupo de obesos. O médico Gene-Jack Wang, que conduziu o estudo, já havia identificado uma reação semelhante no cérebro de dependentes químicos que apenas viam imagens de outras pessoas usando drogas. Esse experimento sugere que algumas pessoas têm uma resposta exagerada do cérebro a coisas que lhe são agradáveis, ocorrendo então o vício. Essa seria a pista para identificar por que algumas pessoas se dão por satisfeitas com uma fatia de pizza e outras têm a necessidade de comê-la toda.

Muitos alimentos contêm o que alguns nutricionistas chamam de "tríade do mal" ou "cocaínas culinárias", que são o sal, açúcar refinado e farinha branca. Esses ingredientes podem ser encontrados em praticamente tudo o que se consome em relação a alimentos industrializados, e, de fato, eles são um veneno. Isso se dá porque esses itens passam por um processo de refinamento que exclui tudo o que ele ainda poderia ter de bom, ficando apenas a parte fácil para o corpo: energia rápida e prazerosa para o cérebro.

Mas se você pensa que esses alimentos não oferecem risco como parece, saiba que vai muito além. O sal, por exemplo, amplamente usado para realçar o sabor dos alimentos, dentro do corpo atrai moléculas de água, aumentando a quantidade de sangue nas artérias e, consequentemente, aumentando também a pressão arterial. Entre os maiores males da pressão alta estão os riscos de um derrame (AVC) e, em casos mais graves, ataque cardíaco.

No caso da farinha branca e do açúcar refinado, eles entram diretamente na corrente sanguínea. Para absorvê-los, o pâncreas inicia a produção de insulina, hormônio responsável por transformar carboidratos em glicose. Após esse processo, essa energia gerada é parte consumida e o excesso é estocado nas células de gordura. O cérebro faz sua parte liberando dopamina, e a sensação de prazer que vem em seguida pode durar apenas poucos segundos. Por sua vez, com a ânsia de ter a sensação boa da comida novamente, o indivíduo com algum tipo de distúrbio alimentar ataca a geladeira e o processo se reinicia, causando assim a obesidade.

Com o vício ou a compulsão alimentar severa, o pâncreas

começa a sofrer insuficiência, produzindo menos insulina, e em questão de meses desenvolve-se o diabetes.

Além de todos esses males ainda podemos destacar o açúcar como grande vilão do fígado. Não exatamente o açúcar como tradicionalmente usamos, mas o que está presente como substituto da glicose nos alimentos industrializados, a frutose. Ela é metabolizada pelo órgão, no qual se transforma em triglicérides. A frutose, se consumida em excesso, pode sobrecarregar o fígado, e é muito fácil disso acontecer, já que a frutose está presente em pães, refrigerantes, sucos artificiais, molhos prontos etc. Aqui no Brasil é muito fácil encontrar um produto nas prateleiras do supermercado que tem na embalagem a descrição de xarope de glucose. Esse produto leva cerca de 55% de frutose e 45% de açúcar, sendo então uma bomba calórica impressionante. Mas o problema aqui é que esse xarope deixa alguns alimentos ainda mais gostosos, fazendo com que o cérebro ofereça mais dopamina e instalando alguns problemas de saúde, como o vício em comida.

Por que não usar adoçantes, então? Bem, na verdade eles podem não ser uma solução ideal, como mostrou uma pesquisa

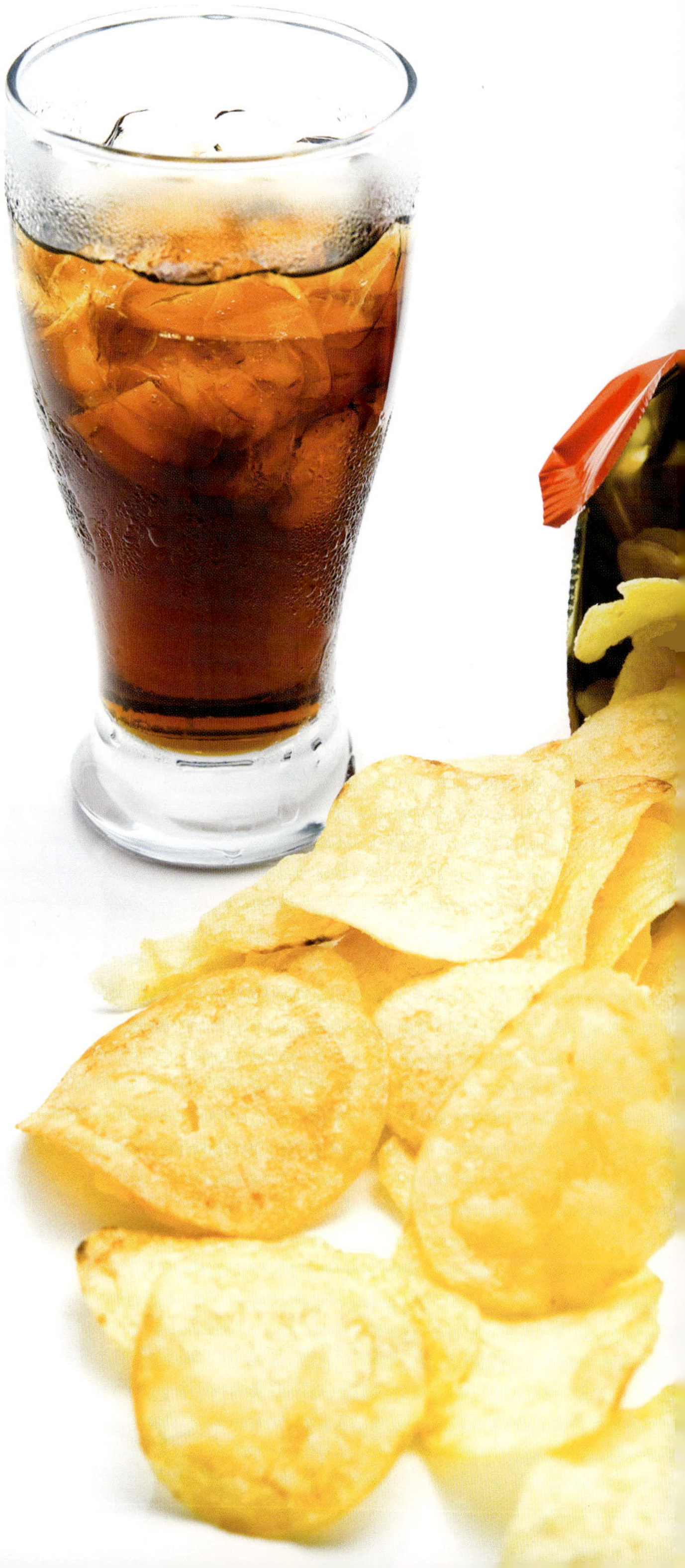

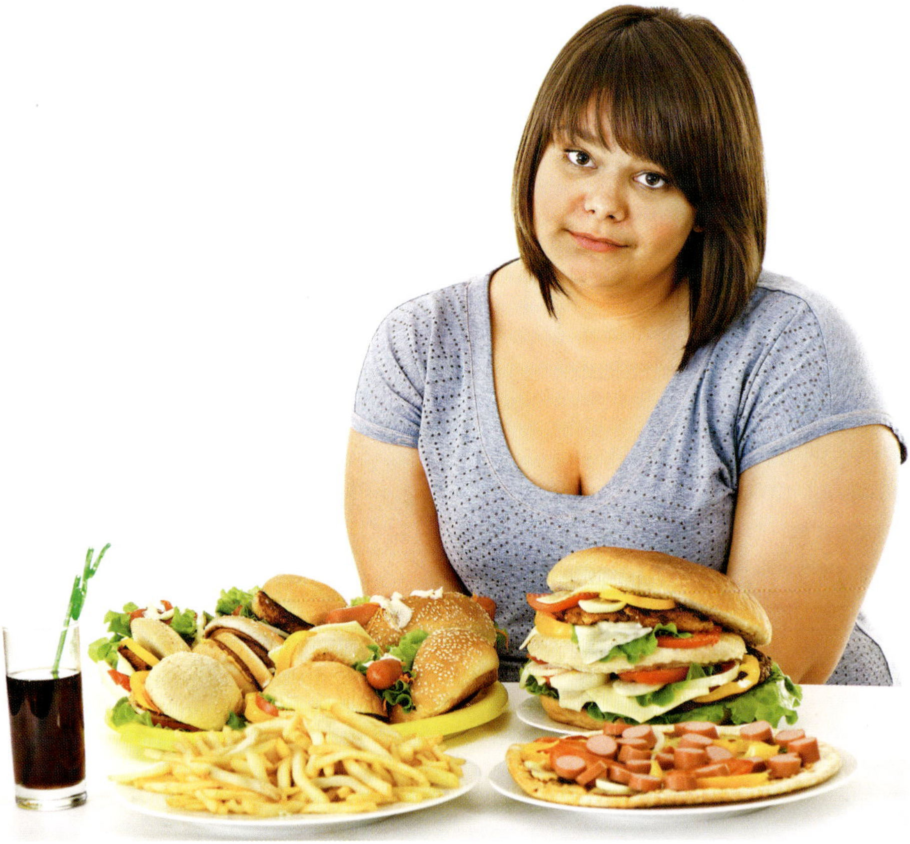

realizada na Universidade do Texas, nos EUA. Pesquisadores acompanharam 470 adultos ao longo de dez anos e notaram que o grupo que tomava refrigerante dietético teve um aumento da circunferência abdominal em 70% em comparação com o grupo que não tomava nenhum tipo de refrigerante. Das pessoas que tomavam refrigerante e o consumiam mais de duas vezes ao dia, o aumento do peso foi ainda maior. Os pesquisadores chegaram à conclusão de que o doce, mesmo em forma disfarçada, pode enganar o sentido do paladar, mas não o cérebro, que faz com que o corpo se prepare para a digestão da mesma forma que um alimento não dietético, fazendo assim com que a produção de insulina seja tão grande quanto. Como o organismo não identifica a quantidade de açúcar que ele se preparou para receber, o cérebro reage não oferecendo a dopamina. Esse ato gera a necessidade de compensar a ausência do açúcar com algo mais calórico, como um pedaço de bolo, por exemplo.

Outra pesquisa feita na Universidade de Purdue, nos EUA, mostrou na prática como isso funciona. Em um período de duas semanas, um grupo de ratos foi alimentado com iogurte dietético e outro grupo com o iogurte doce tradicional. Após um período, os dois grupos foram liberados para comer um pudim clássico. Quando a dieta do iogurte voltou, ambos os grupos tiveram comportamentos diferentes. O grupo do iogurte diet voltou a comê-lo normalmente como antes, mas o grupo do iogurte adoçado comeu menos pudim na vez em que foi oferecido novamente. A conclusão é que esses ratos se tornaram menos compulsivos do que os ratos do grupo diet.

Outro estudo, dessa vez realizado na Universidade de Minnesota, também nos EUA, analisou a saúde de 19 mil pessoas por nove anos e apresentou resultados surpreendentes. Das pessoas que tinham o hábito de tomar pelo menos uma lata de refrigerante diet por dia, verificou-se que elas apresentaram um aumento de 34% na chances de desenvolver mais gordura abdominal, hipertensão, resistência à insulina, além de terem suas taxas de colesterol mais altas. Para se ter ideia do dano de uma simples lata de refrigerante diet, foi feita a comparação com outro grupo que comia frituras com regularidade. Os riscos aos mesmos problemas mencionados anteriormente eram de apenas 25%, o que é bem impressionante, já que frituras são mais calóricas que o açúcar. De qualquer forma é um número alto, porém bem menor em comparação ao grupo que só consumia um produto mais "saudável".

Saiba que o pão integral, por mais que seja uma opção mais saudável, não está totalmente livre. Alguns tipos têm a mesma quantidade de calorias que o pão branco tradicional, já que são feitos com farinha de trigo comum e com pouca porcentagem de farinha de trigo integral. Além disso, marcas que são 100% integrais também podem ser bastante calóricas, já que têm altas taxas de açúcar para oferecer sabor.

> *"Não seja melhor que ninguém, seja apenas diferente."*

Etapa 16

O PARADOXO da alimentação

APESAR DESSES MALES, NÃO DESANIME COM AS COISAS QUE VAI COMER. A ciência tem mostrado que muitos vilões da alimentação nem são tão maus assim. O colesterol e a gordura animal que consumimos são um bom exemplo. Por décadas se pensava que esses eram os ingredientes para quase todos os males alimentares, mas estudos conduzidos pela Escola de Saúde Pública da Universidade de Harvard mostraram, através do acompanhamento de 300 mil pessoas ao longo de quase 24 anos, que essa gordura que ingerimos tem cerca de 10 a 25% de influência na gordura total que circula pelo nosso corpo. O restante é apenas fruto de todas as outras calorias que consumimos através dos mais variados tipos de alimentos e que o corpo armazena na forma de gordura.

Já os diabéticos e obesos devem ficar mais atentos aos efeitos negativos da gordura, isso por questões práticas de saúde.

O que já está bem claro é que pessoas portadoras de doenças cardíacas costumam ter suas veias e artérias entupidas de gordura e seus níveis de colesterol estão nas alturas. Como a gordura animal é uma das principais responsáveis pelo aumento do colesterol ruim, seria certo dizer que basta cortá-la para acabar com o problema, certo? Na verdade, pesquisas estão estudando variáveis mais complexas que mostram que a gordura corporal como um todo seria o maior responsável por doenças cardiovasculares, ao invés do colesterol ruim isoladamente. E todo tipo de alimento produz gordura corporal, então não basta cortar

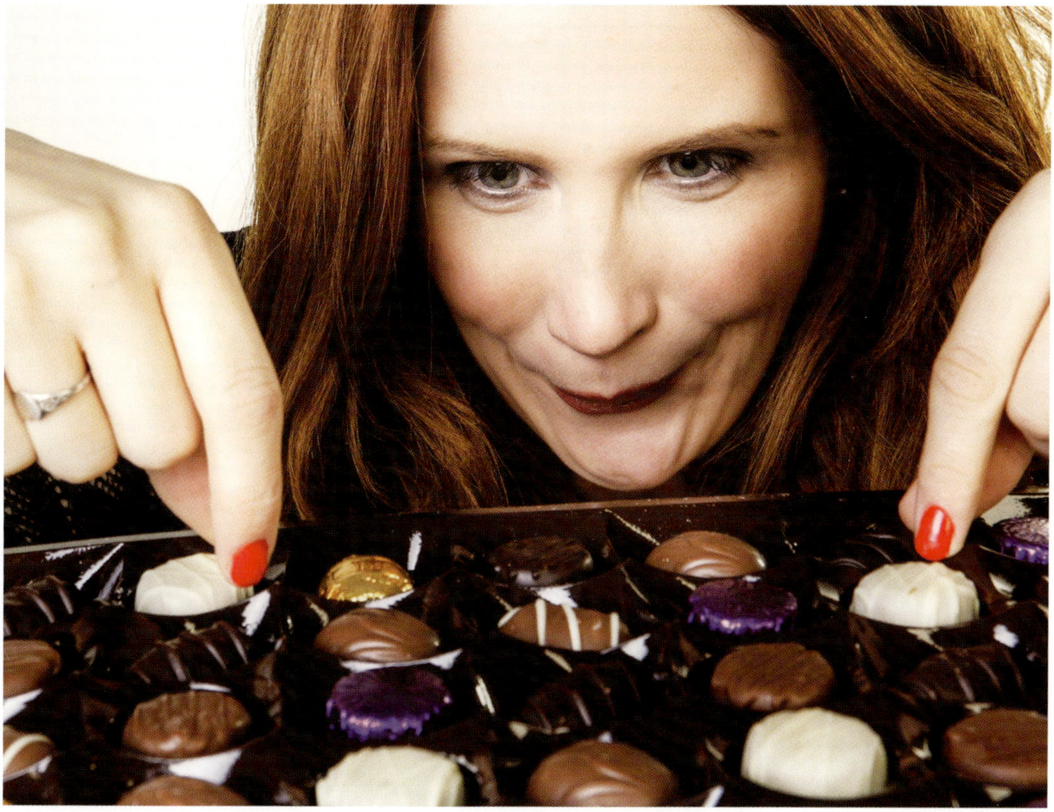

um tipo, é preciso ficar atento a todos os tipos de alimentos que ingerimos.

O chocolate é outro alimento que muitas vezes é malvisto e na realidade ele não merece todo esse preconceito. Pesquisas realizadas na Universidade de Cambridge analisaram pouco mais de 100 mil pessoas e concluíram que quem comia mais de duas barras de chocolate por semana tinha menos 36% de chance de ter doenças cardiovasculares e 29% menos chances de sofrer um AVC, se comparados a pessoas que comiam menos chocolate semanalmente. Na Universidade da Califórnia, pesquisadores comprovaram que o chocolate pode até ajudar a emagrecer. Dos mil voluntários para o estudo e que consumiam chocolate com frequência, alguns eram mais magros que outros que não consumiam o doce. Os pesquisadores acreditam que pode existir algum componente do chocolate que facilita a queima de gordura, mas o que é exatamente ainda não foi descoberto e as pesquisas ainda estão em andamento.

Etapa 17

Na MEDIDA

VOCÊ SABIA QUE EXISTE UMA FORMA DE ENGANAR SEU CÉREBRO QUANDO O ASSUNTO É COMIDA? Não precisa parar de comer as coisas que mais gosta, basta saber se controlar e se alimentar na medida certa; afinal, como dizem alguns nutricionistas, você pode comer de tudo, só não pode comer tudo.

Em relação ao truque, ficou constatado em uma experiência realizada com 300 estudantes norte-americanos divididos em dois grupos, onde o primeiro grupo ganhou uma rosquinha inteira e o segundo grupo ganhou a mesma rosquinha, só que dividida em quatro partes, que o cérebro pode ser enganado por conta das porções.

Após comerem a rosquinha, os participantes do segundo grupo disseram que estavam satisfeitos muito antes do grupo da rosquinha inteira. Após 20 minutos, ambos os grupos foram liberados a comerem mais, e novamente o segundo grupo comeu bem menos. Isso indica que o apetite estava controlado. Os pesquisadores concluíram que dividir a comida em pequenas porções engana o cérebro em relação à saciedade. A tendência é de que quem come alimentos em porções menores mastiga mais devagar e fica saciado mais rápido, fazendo com que o cérebro entenda que a quantidade de energia assimilada pelo organismo já basta.

Outras pesquisas indicam que os nutrientes de certos alimentos também ajudam muito na questão da saciedade e na queima da gordura. É o caso dos alimentos termogênicos que aumentam a temperatura corporal, acelerando o metabolismo. A capsaicina, composto químico presente nas pimentas, é um desses aliados do peso. Gorduras boas, como as dos peixes, castanhas e azeite de oliva, também possuem propriedades muito saudáveis. Em testes ficou comprovado que uma pessoa que ingere um

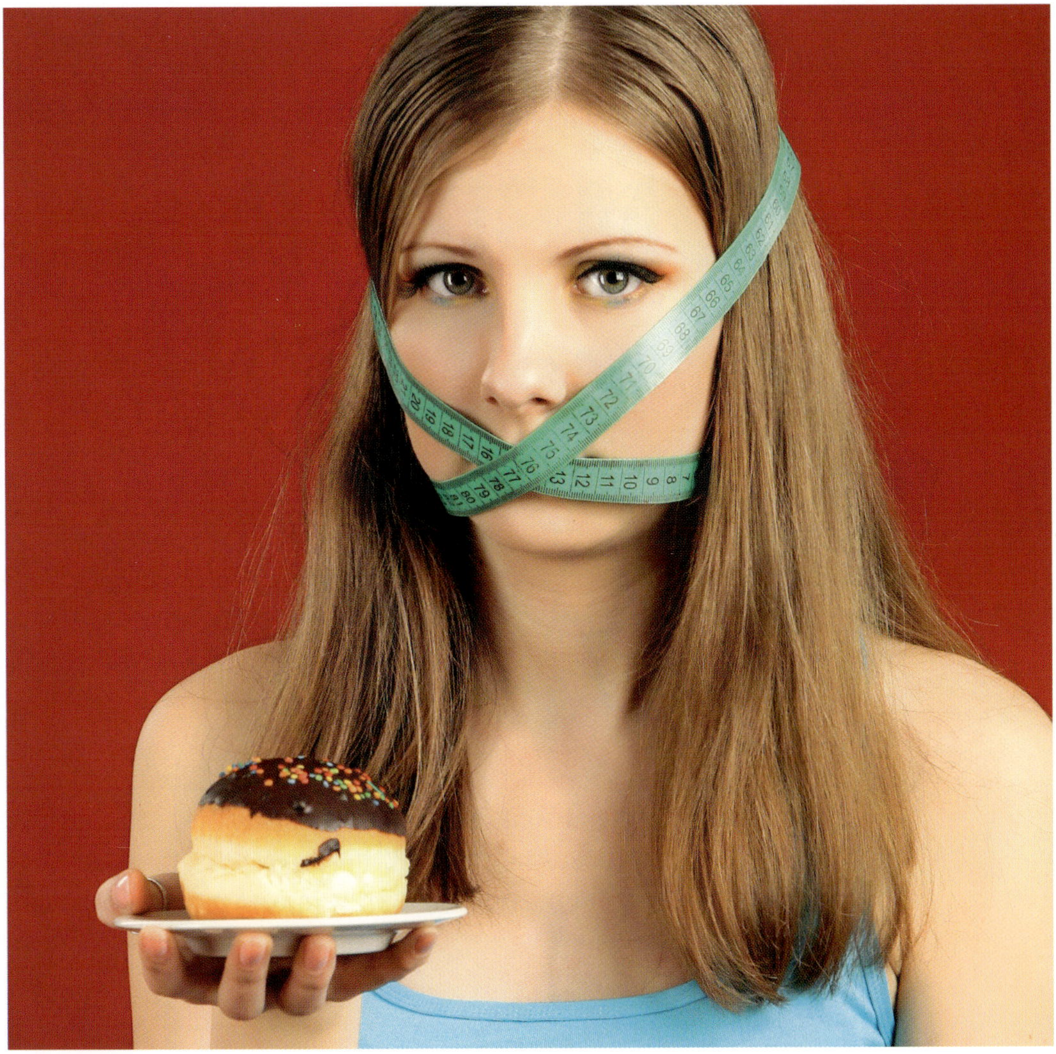

pequeno punhado de castanhas entre as refeições permanece até 90 minutos mais saciada do que quem não as consome. Um estudo realizado dessa vez pela Unifesp, em São Paulo, mostrou o quanto o ômega 3, presente em peixes, é importante. Animais com epilepsia alimentados três vezes por semana por cerca de 60 dias com ômega 3 apresentaram melhora na saúde. Além disso, foi observado que novos neurônios se formaram em seus cérebros. Outros alimentos de ouro são o brócolis e o espinafre. Ambos contêm ácido alfalipoico, que aumenta o fluxo sanguíneo nos tecidos e melhora os impulsos nervosos do corpo.

Etapa 18

COMBINAR é o segredo

NA MATEMÁTICA DA ALIMENTAÇÃO NEM SEMPRE DOIS MAIS DOIS É IGUAL A QUATRO. Os nutrientes presentes nos alimentos interagem entre si quando estão no nosso organismo, e isso significa que determinadas combinações podem ajudar ou atrapalhar. Quando você ingere alimentos ricos em carboidratos, a sensação de fome aparece rapidamente. Isso acontece porque os carboidratos são muito mais simples de serem absorvidos pelo organismo. A ideia aqui é combiná-los com alimentos que levem mais tempo para serem absorvidos. Assim, a digestão fica mais lenta e a sensação de saciedade dura mais. Esse truque pode ser muito útil naquela hora que dá vontade de comer porcarias. Você pode comer a sua boa e velha batata frita, mas combine-a com uma carne magra. Seu cérebro vai agradecer e seu organismo também. Aproveite para ingerir ainda mais fibras. Elas estão presentes em uma série de alimentos, como vegetais e legumes. As fibras são ótimas inibidoras de apetite. Sabe aquele clássico prato de arroz e feijão? Pois é, ele é ótimo e faz muito bem para o corpo. Esse é um exemplo de combinação na qual você ingere fibras (presente no feijão) e carboidratos (no arroz) e fica saciado por muito tempo. Como se isso já não fosse bom o suficiente, pesquisadores da Unicamp descobriram que a combinação arroz/feijão aumenta a quantidade de flúor na saliva, diminuindo a incidência de cáries.

Outro alimento que pode entrar no seu prato de arroz com feijão é a rúcula. Rica em vitamina C, combinada com o alto teor de ferro do feijão, tem sua absorção feita rapidamente pelo organismo. Isso se deve ao fato de que o ferro precisa de um componente que o torne mais absorsivo, e a vitamina C faz justamente isso.

Outra combinação ideal são o tomate e o azeite de oliva. Essa dupla trabalha unida em prol da sua saúde. O tomate é rico em licopeno e o azeite, por sua vez, ajuda a reter o licopeno do tomate, melhorando sua eficiência no organismo.

Alimentos com grande concentração de proteína animal, como é o caso da carne vermelha, aumentam a velocidade com que as células envelhecem. Isso acontece porque a carne libera uma substância chamada heterocíclica, que ao longo dos anos vai danificando o DNA. Danificar o DNA significa envelhecer mais rápido e, principalmente, ter maiores chances de doenças como o câncer. Se você é um carnívoro assumido e não consegue abandonar a carne vermelha, prepare-a com alecrim. Ele contém ácidos que protegem o DNA, mantendo em equilíbrio os efeitos danosos da carne.

O nosso cérebro, em muitos aspectos, continua tão primitivo quanto era o dos nossos ancestrais de 200 mil anos. Mas é esse mesmo cérebro que hoje nos permite investigar cientificamente o benefício de vários alimentos e como a combinação deles pode nos levar ainda mais longe e com saúde.

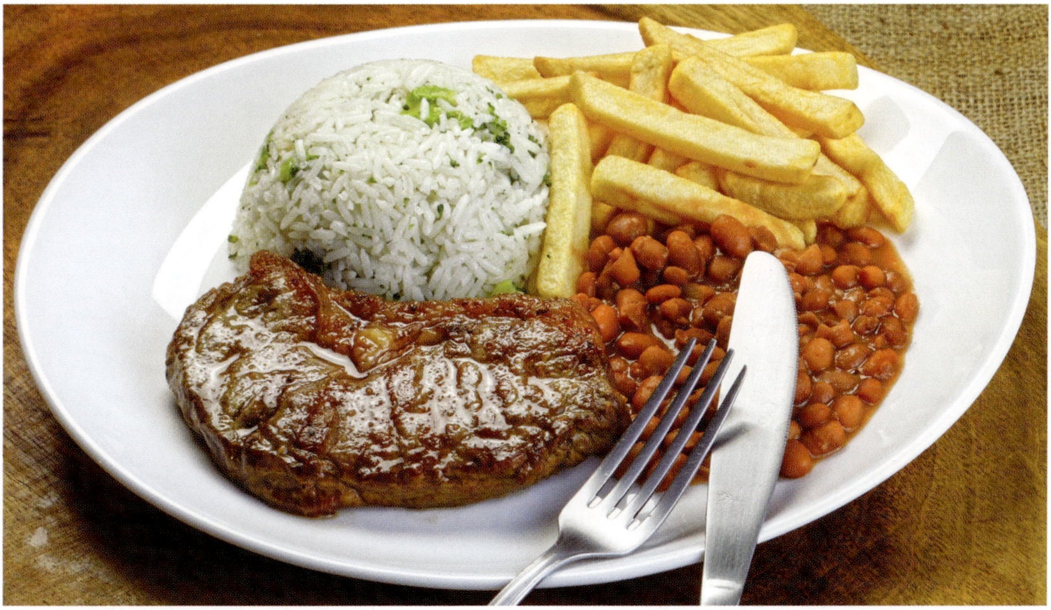

Etapa
19

Dicas para SE LIVRAR *do vício*

BEM, JÁ VIMOS, OS ALIMENTOS PODEM SER VICIANTES, mas tudo depende de quanto e com que frequência você os consome. Os prejuízos para sua saúde mental e física são inúmeros, mas saiba que com algumas dicas você conseguirá driblar qualquer dificuldade. **Para combater melhor nessa luta, conheça alguns dos seus "inimigos". Dentre todos os alimentos que podem levar ao vício, se destacam:**

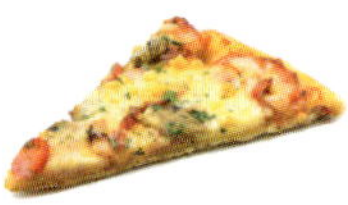

PIZZA

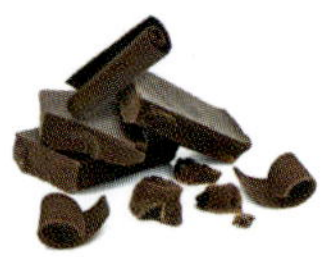

CHOCOLATE

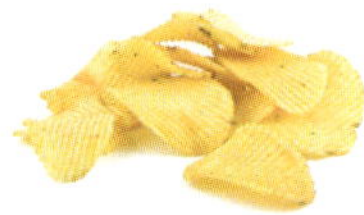

SALGADINHOS TIPO "CHIPS

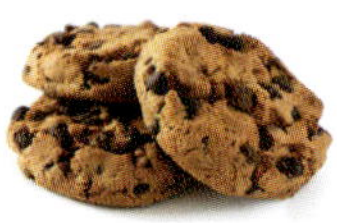

BISCOITOS RECHEADOS/COOKIES

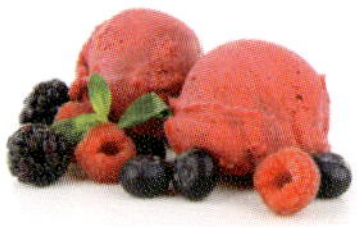

SORVETE

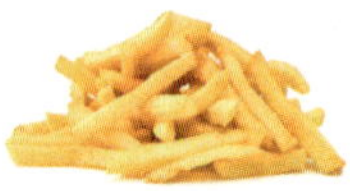

BATATA FRITA

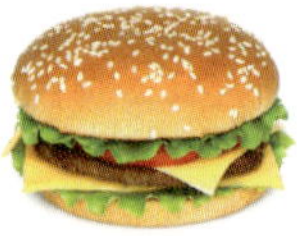

X-BURGUER

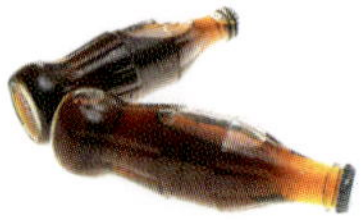

REFRIGERANTES

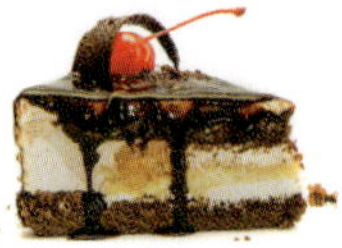

BOLO

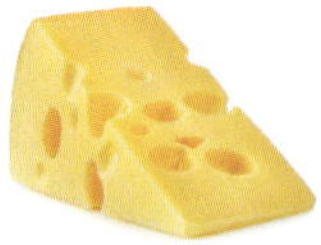

QUEIJO

Vale dizer que os alimentos menos viciantes são aqueles que quase não passam por nenhum processamento e podem ser ótimos substitutos:

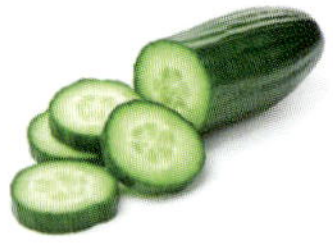

PEPINO

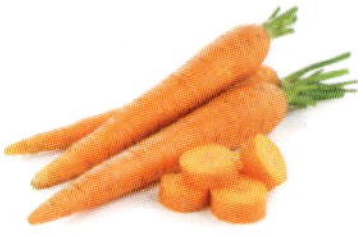

CENOURA

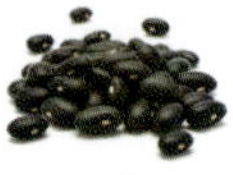

FEIJÃO

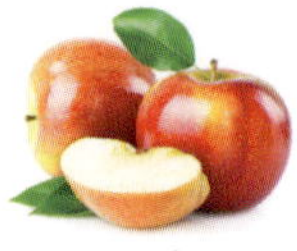

MAÇÃ

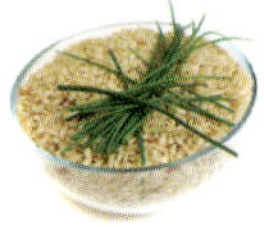

ARROZ INTEGRAL

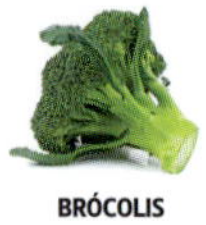

BRÓCOLIS

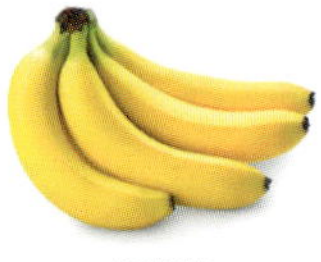

BANANA

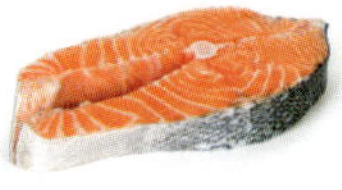

SALMÃO

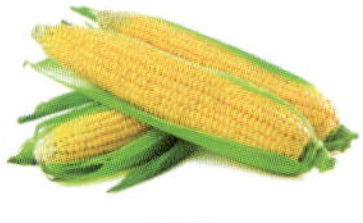

MILHO

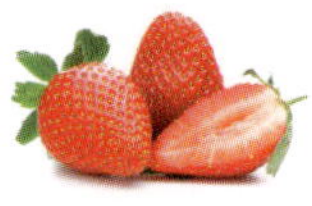

MORANGO

Agora que você sabe em qual alimento apostar na hora que bate aquela vontade de comer alguma coisa, veja algumas dicas preciosas que podem ajudar muito:

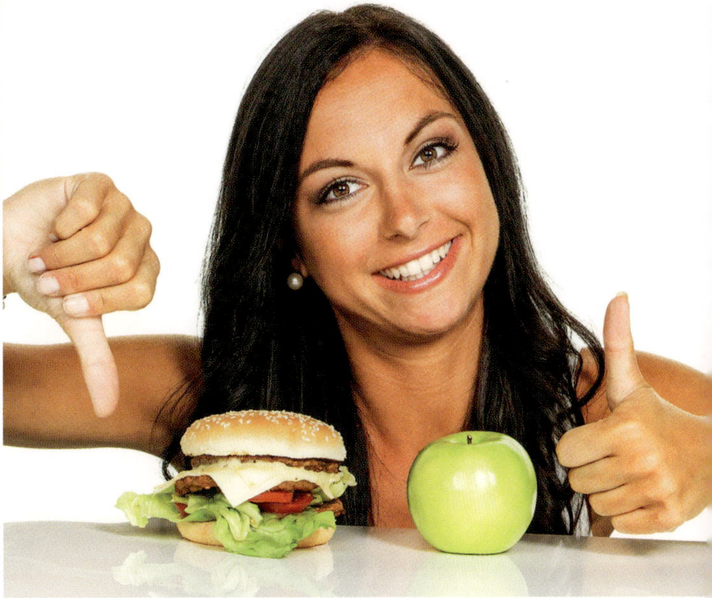

Conheça o seu vício

O primeiro passo é saber identificar os alimentos que mais levam à compulsão por comer. Entre eles destacam-se comidas ricas em açúcares, gorduras, farináceos e sal. Isso sem levar em conta algumas bebidas, como café e refrigerantes.

Substitua sempre

Quando vier aquela vontade de petiscar uma besteirinha, prefira sempre uma opção mais saudável. Ao invés de ir diretamente naquele doce, coma um punhado de castanhas-do-pará ou nozes. Elimine de suas compras os refrigerantes e os sucos artificiais, mesmo os dietéticos. Vá à feira e compre frutas; faça sucos com elas ou coma-as *in natura*.

Respeite sempre o café da manhã. Como ele é a refeição mais importante do dia, aproveite para consumir produtos saudáveis, como cereais e frutas. Quando o café da manhã é negligenciado, a sensação de fome antes do almoço é muito maior e a chance de sucumbir ao vício é quase certa.

Beba mais e melhor

Outra boa forma de driblar a sensação de fome - que muitas vezes pode ser apenas o vício chamando - é tomar um copo d'água. Se quiser variar, tome sucos naturais.

Distraia sua mente

Evite ficar sem nenhuma atividade. Caso não esteja estudando ou no trabalho, ocupe seus momentos livres com atividades que lhe tragam prazer. Quanto mais você ocupar seu tempo, menos tempo você vai ter para deixar o vício se aproximar.

Faça atividades físicas

Se a comida lhe parece ser sua única fonte de prazer, saiba que você se engana. Atividades físicas provocam as mesmas sensações de prazer no cérebro que a comida. Atividades ao ar livre, além da sensação de prazer, lhe proporcionarão bem-estar ao longo de todo o dia, bem diferente da sensação de culpa ao se encher de guloseimas. Saia para uma caminhada ou para pedalar. Seu corpo e sua autoestima irão agradecer!

Compre produtos saudáveis

Quando você estiver no supermercado, esqueça que existem os corredores de guloseimas. Passe direto por eles e siga com determinação. Antes de sair de casa, quando estiver fazendo sua lista de compras, adicione apenas produtos naturais e saudáveis. Se você não tiver o alvo do seu vício na despensa, vai ser muito mais difícil de ele te dominar.

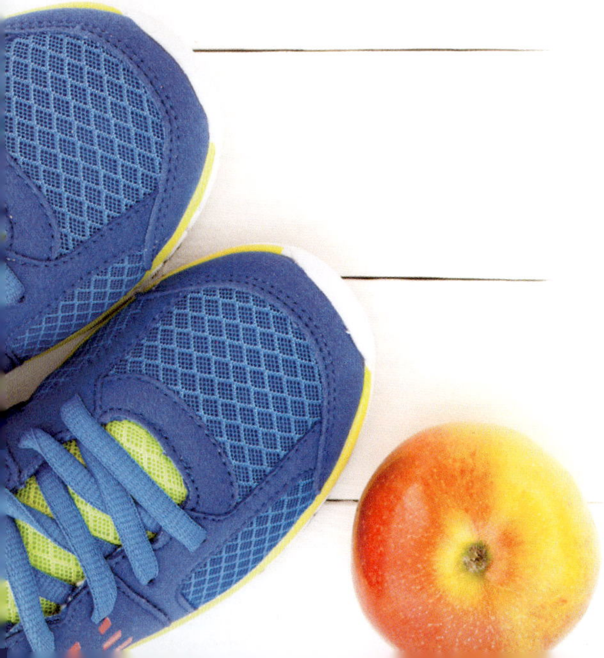

Preste atenção à mastigação

Quando estiver no seu momento de comer, mastigue devagar e com calma.

A mastigação feita dessa forma ajuda o corpo a perceber a sensação de saciedade com mais facilidade.

O cérebro leva cerca de 20 minutos para receber a mensagem do estômago dizendo que está satisfeito, portanto quanto mais tempo você levar na sua mastigação, melhor os alimentos serão processados pelo corpo.

Quando for fazer suas principais refeições do dia, nada de pressa!

Busque ajuda profissional

O vício em comida é um problema sério que traz consequências igualmente sérias. Se você não consegue vencer esse mal, procure a ajuda de um especialista em nutrição e um psicólogo.

A luta é difícil e diária, mas não desanime. Se entrar em um programa de dieta, cumpra-a à risca e saiba que os benefícios vão muito além do que você pode imaginar.

Se você não puder pagar por um tratamento, procure a Secretaria de Saúde do seu município. Existem diversos programas públicos de apoio a pessoas que sofrem com problemas alimentares.

Acima de tudo, acredite na sua força e saiba que comida nenhuma é suficiente para lhe trazer a verdadeira felicidade.

Etapa 20

TESTE *de personalidade*

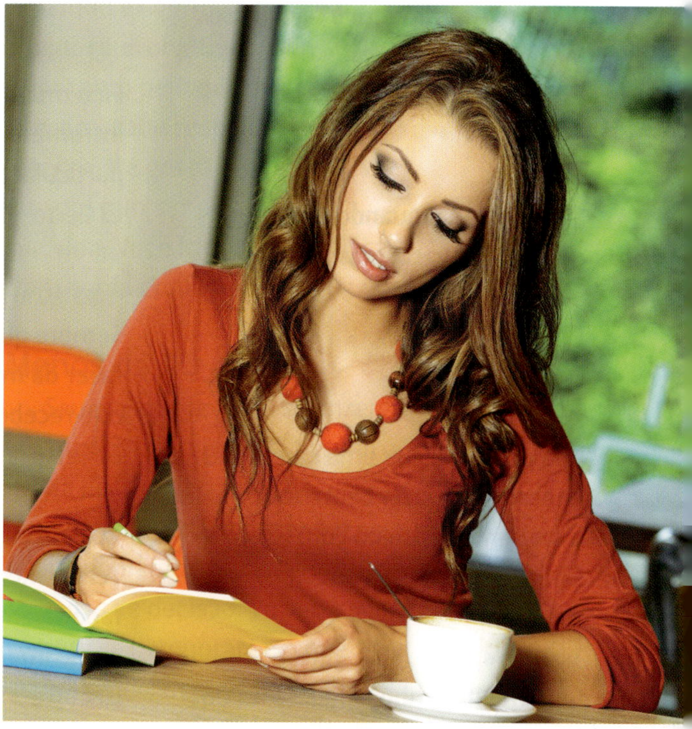

QUANDO SE DIZ QUE UMA PESSOA TEM AUTOCONFIANÇA, PRESSUPÕE-SE QUE ELA ESTEJA EM COMPLETA HARMONIA CONSIGO MESMA. Além disso, ela também deverá estar plena com seu autorreconhecimento unido à autoaceitação de seu jeito de ser e agir no mundo que a cerca. Mas será verdade?

Alguns aspectos da personalidade podem ser tidos como mecanismos de proteção da própria personalidade, já que nem sempre uma pessoa que transmite autoconfiança realmente a sente. É bastante normal que ela possa estar escondendo uma personalidade insegura e agindo por proteção fingindo ser um tipo que realmente não é.

O teste a seguir poderá esclarecer parcialmente alguns aspectos da sua personalidade relacionada com a sua autoconfiança e se ela é verdadeira.

Etapa 21

DIETA das Personalidades

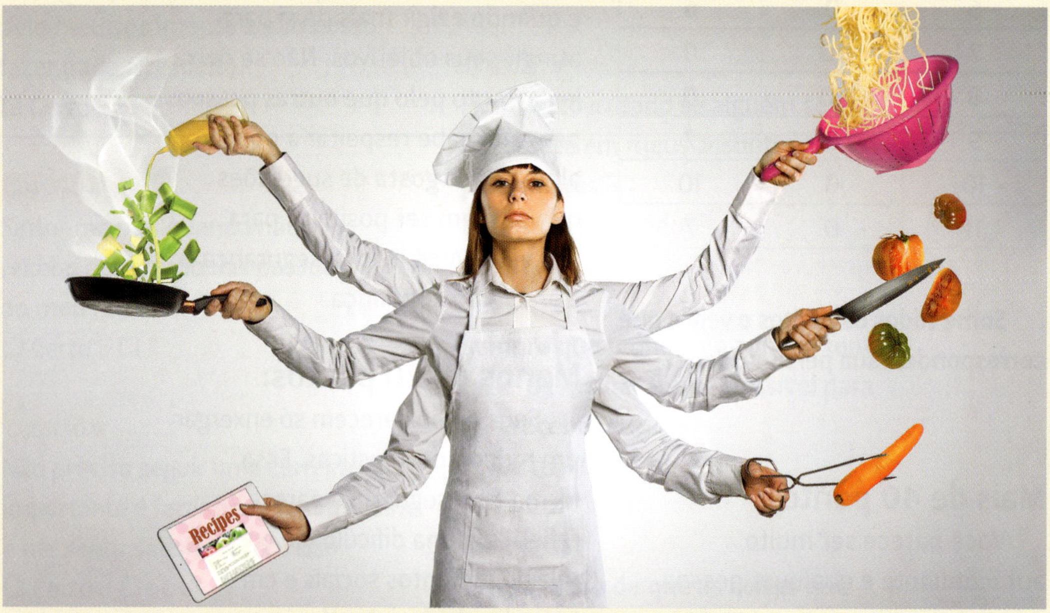

JÁ PAROU PRA PERCEBER QUE AQUELA SUA AMIGA SE DÁ MUITO BEM QUANDO O ASSUNTO É manter o peso e você se tortura só por conta de um pedacinho de chocolate? Como mencionamos anteriormente, o universo nutricional tem adotado a personalidade como fator determinante para a falha ou o sucesso de uma determinada dieta. De acordo com alguns estudos na área, a sua personalidade pode influenciar diretamente nos seus hábitos alimentares. Baseado na ***Teoria dos Big Five***, veja com qual você mais se identifica e siga algumas receitas que serão perfeitas para seu corpo e sua mente:

Abertos a experiências

Você é o tipo de pessoa que tem mais possibilidades de seguir uma dieta equilibrada e saudável. A princípio, você não é um grande fã de carnes, principalmente a vermelha. Em vez disso, legumes e verduras são uma ótima pedida. Castanhas, nozes e cereais também são perfeitos para aquela fominha entre as refeições. Peixes e frutos do mar também podem ser apreciados sem moderação! Para o seu estilo de personalidade, seguem algumas receitas deliciosas:

Ratatouille

UM DELICIOSO PRATO MEDITERRÂNEO REPLETO DE SABOR E MUITO SAUDÁVEL! PERFEITO PARA IMPRESSIONAR AS VISITAS OU PARA APRECIAR A DOIS, COM UM BOM VINHO.

INGREDIENTES

2 berinjelas médias

1 pimentão amarelo médio cortado em fatias

1 pimentão vermelho médio cortado em fatias

2 abobrinhas

1 colher (chá) de sal

1/2 cebola picada em cubos

2 dentes de alho bem picadinhos

4 tomates sem peles e sem sementes, picados em cubos

3 colheres (sopa) de salsinha picada

1/4 de xícara (chá) de azeite de oliva extra-virgem

MODO DE PREPARO

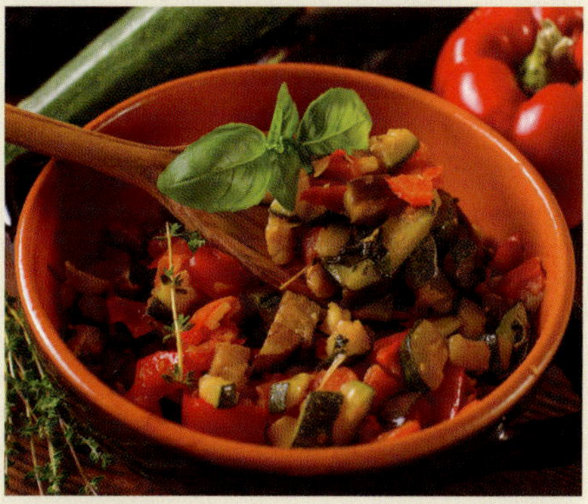

- Primeiro, corte as berinjelas e as abobrinhas em rodelas bem finas.
- Em um recipiente, coloque as rodelas de berinjela e abobrinha. Por cima, salpique uma colher (chá) de salsinha picada.
- Misture bem e deixe descansar por aproximadamente 30 minutos.
- Retire toda a água que se formar. Seque bem cada rodela de berinjela e abobrinha com algumas folhas de papel-toalha.
- Unte uma frigideira com azeite. Leve-a ao fogo para aquecer.
- Coloque as abobrinhas e as berinjelas para grelhar na frigideira. Vá adicionando as rodelas aos poucos, tomando cuidado para não as deixar moles demais. Reserve em um recipiente.
- Utilize a mesma frigideira para refogar o alho e a cebola. Depois, adicione os tomates picados.
- Cozinhe em fogo baixo até perceber que os tomates começam a se desmanchar. Retire do fogo.
- Cubra o fundo de um refratário (que possa ir ao forno) com os tomates, salpique o resto da salsinha e regue tudo com três colheres de azeite.
- No refratário, vá intercalando na vertical as fatias dos legumes: abobrinha, pimentão amarelo, berinjela, cebola, pimentão vermelho...
- Regue os vegetais com o restante do azeite.
- Leve ao forno preaquecido em 220 graus por cerca de 10 minutos e sirva a seguir.

Creme de aspargos e nozes

UMA RECEITA PERFEITA PARA O CLIMA FRIO. UM CREME LEVE E MUITO SABOROSO, PERFEITO PARA DIETAS. ALÉM DISSO, OS BENEFÍCIOS DO ASPARGO PARA O CORAÇÃO SÃO ÓTIMOS!

INGREDIENTES

4 colheres (sopa) de creme vegetal (margarina vegetal)

1 cebola pequena picada

200 g de aspargos frescos

1 xícara (chá) de leite desnatado

Sal a gosto

1 colher (sopa) de amido de milho

3 colheres (sopa) de nozes trituradas

MODO DE PREPARO

- Leve uma panela ao fogo e aqueça duas colheres (sopa) de creme vegetal em fogo médio. Quando o creme estiver derretido, refogue a cebola picada.
- Junte os aspargos e refogue por cerca de três minutos.
- Junte meia xícara (chá) de leite e adicione sal a gosto. Cozinhe por aproximadamente 5 minutos até ficarem bem macios.
- Retire a mistura da panela e bata no liquidificador até obter um creme homogêneo.
- Retire do liquidificador e retorne para a panela no fogo médio.
- Dissolva o amido de milho no leite desnatado e acrescente a mistura na panela. Mexa até obter um creme grosso.
- Adicione o restante do creme vegetal e as nozes trituradas e misture.
- Sirva em seguida.

Dica: Se desejar, sirva acompanhado de *croutons* de pão integral.

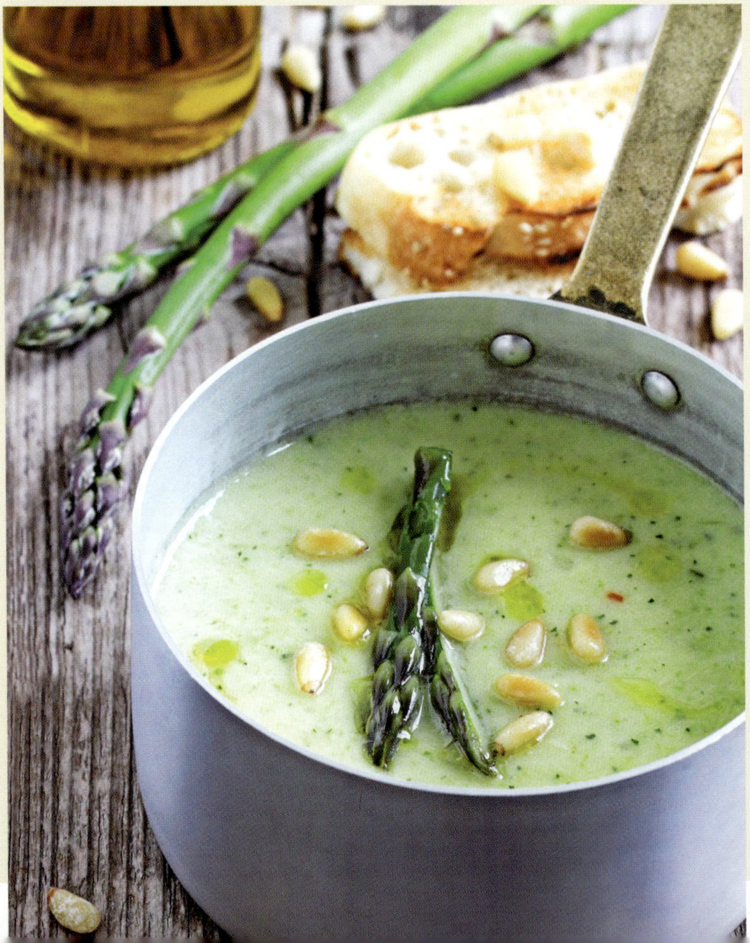

Salada de frango com especiarias

UMA SALADA MUITO NUTRITIVA E LEVE, IDEAL PARA SERVIR EM DIAS QUENTES!

INGREDIENTES

6 xícaras (chá) de água

1 xícara (chá) de trigo em grãos

300 g de peito de frango desfiado e cozido

1 cebola roxa média picada

4 colheres (sopa) de pimentão vermelho picado

1/2 colher (chá) de sal

1 colher (chá) de canela em pó

1 pitada de noz-moscada em pó

1 xícara (chá) de maionese light

1 colher (sopa) de folhas de hortelã picadas

Algumas folhas de rúcula

MODO DE PREPARO

- Leve uma panela ao fogo com as seis xícaras de água e espere levantar fervura. Adicione o trigo e cozinhe por aproximadamente 45 minutos ou até ficar macio.
- Retire a panela do fogo, escorra a água e aguarde esfriar. Reserve.
- Em um recipiente, junte o peito de frango cozido e desfiado, a cebola, o pimentão e tempere tudo com a noz-moscada, canela e sal.
- Acrescente a hortelã e a maionese, misture bem e reserve.
- Forre o fundo de um refratário com folhas de rúcula. Adicione a mistura por cima e mantenha na geladeira por cerca de 30 minutos antes de servir.

Dica: Se você quiser variar, pode substituir o pimentão por tomates em rodelas e as folhas de rúcula por alface crespa.

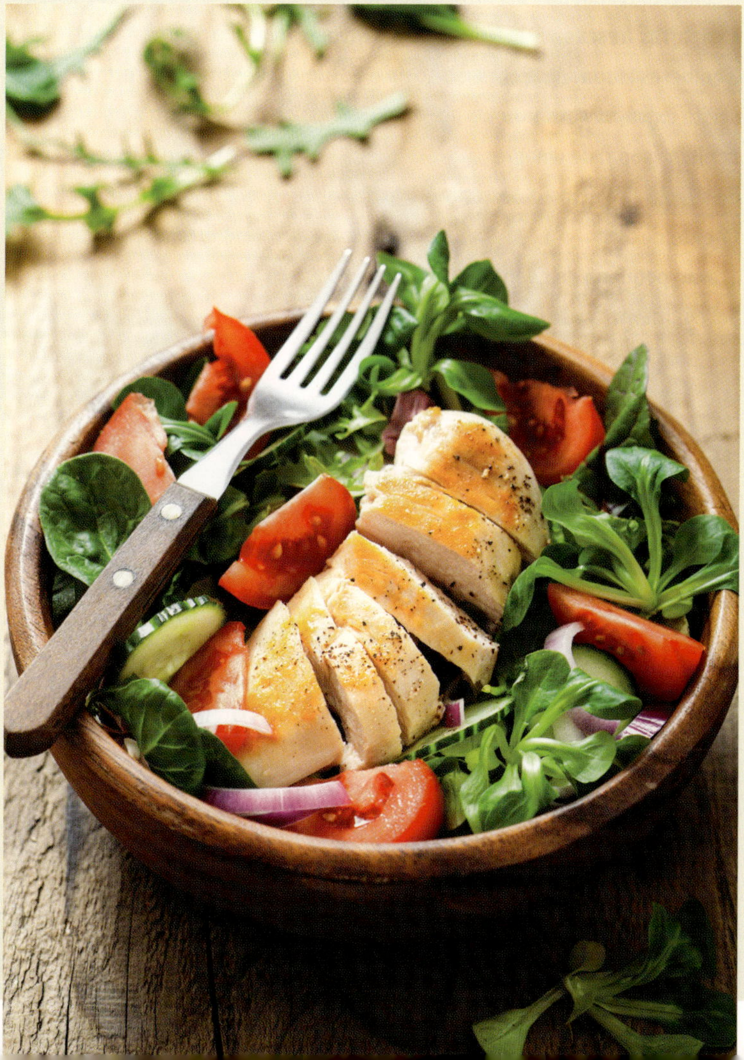

Conscientes

Você é aquele tipo de pessoa que tem preferência por investigar os ingredientes contidos na sua refeição e adicionar comportamentos dedicados ao bem-estar à vida. Isso se traduz na alimentação em forma de consumir pouca carne e mais verduras e legumes. Como não existe a tendência de comer com o emocional, prefere frutas em vez de doces.

Veja algumas receitas ideais para o seu perfil de personalidade:

Iogurte grego com calda quente de morangos

NÃO PRECISAMOS DIZER MUITA COISA, É SIMPLESMENTE DELICIOSO!

INGREDIENTES

- 2 xícaras (chá) de morangos sem as folhas e cortados ao meio
- 2 colheres (sopa) de açúcar granulado
- 2 colheres (sopa) de água
- 1/2 colher (chá) de casca de limão ralada
- 1/2 colher (chá) de suco de limão
- 1 pitada de sal
- 3 xícaras (chá) de iogurte grego desnatado

MODO DE PREPARO

- Leve uma panela ao fogo médio e junte os morangos, a água e o açúcar. Mexa até levantar fervura. Após isso, abaixe o fogo e continue misturando até que os morangos estejam quase desfeitos em uma calda avermelhada.
- Retire a mistura do fogo e junte a casca de limão ralada, o suco de limão e o sal.
- Misture bem e deixe esfriar um pouco.
- Para servir, divida algumas porções do iogurte em potinhos e jogue por cima a calda ainda aquecida. Se preferir, pode misturar tudo com uma colher.

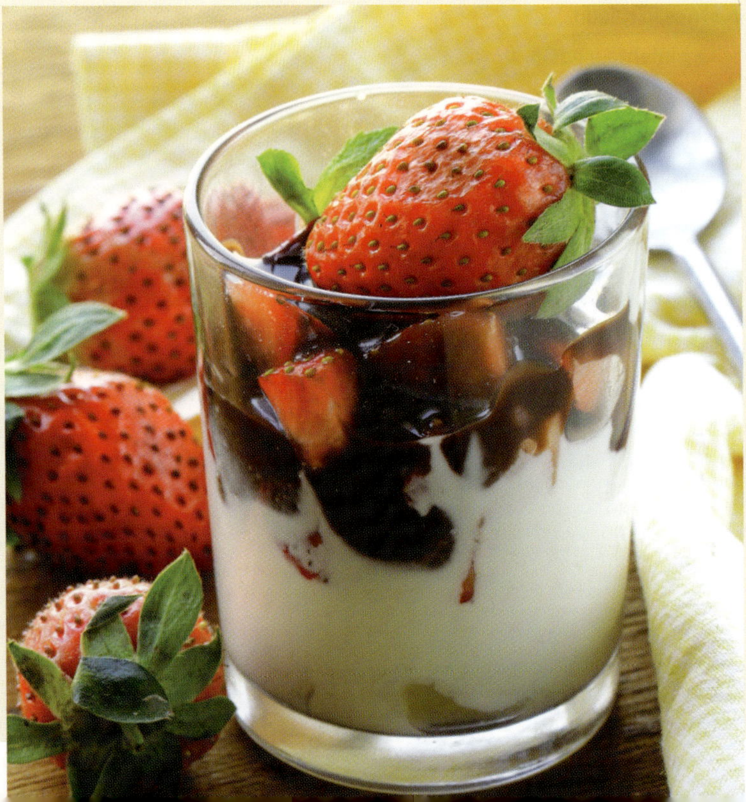

Bolinhos de bacalhau ao forno

IDEAIS PARA O LANCHE OU COMO ACOMPANHAMENTO DE UMA SALADA. VOCÊ VAI SE SURPREENDER COM O SABOR!

INGREDIENTES

1 colher (sopa) de azeite de oliva extra-virgem

½ xícara (chá) de cebola picada

2 colheres (sopa) de farinha de trigo

4 colheres (sopa) de leite desnatado

2 colheres (sopa) de salsinha fresca, picada

Pimenta-do-reino moída a gosto

3 batatas inglesas médias cozidas

400 g de bacalhau cozido e dessalgado

MODO DE PREPARO

- Leve uma panela ao fogo e doure as cebolas no azeite
- Descasque as batatas, amasse-as e junte-as à cebola.
- Dissolva a farinha no leite e adicione à panela, mexendo até ferver.
- Junte o restante dos ingredientes à mistura, tempere a seu gosto e cozinhe por mais 3 minutos. Espere esfriar.
- Unte as mãos levemente com óleo e modele os bolinhos com a mistura preparada.
- Forre uma assadeira com papel-alumínio levemente untado com azeite.
- Preaqueça o forno a 200 graus. Coloque os bolinhos na assadeira e leve ao forno por cerca de 15 minutos. Após esse tempo, vire-os para que assem de maneira igual.
- Deixe no forno até que estejam assados da forma que você preferir, espere esfriar e sirva.

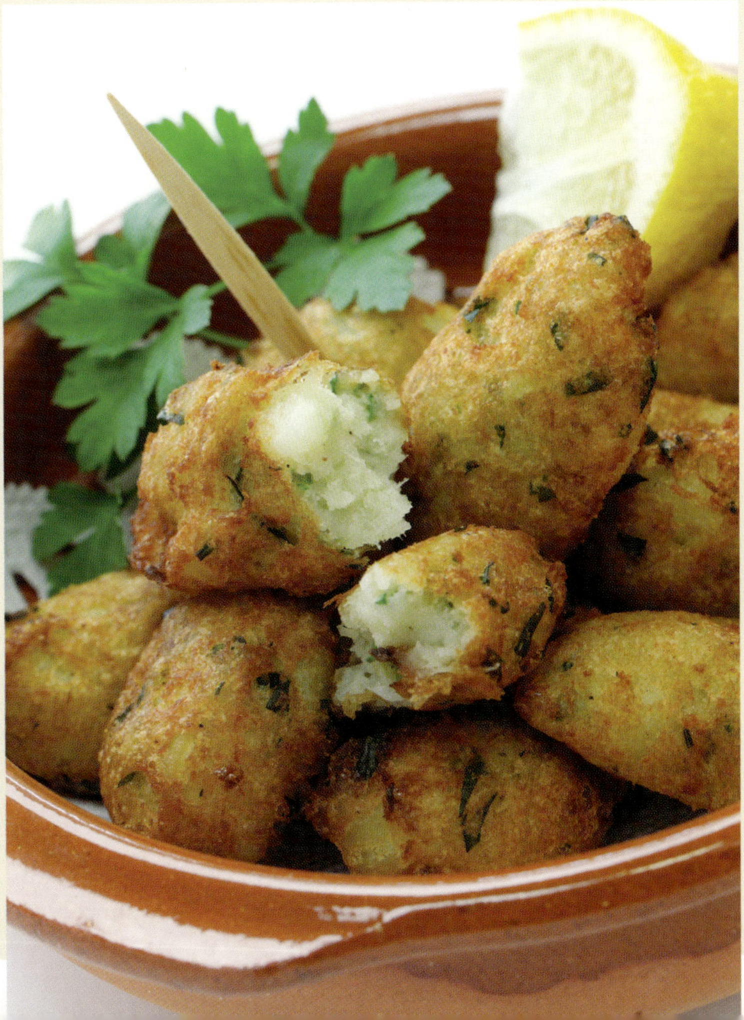

Bolo integral de banana

CAI MUITO BEM NA HORA DO CAFEZINHO OU NO LANCHE DA TARDE.

INGREDIENTES

- 4 bananas-prata maduras
- 1/2 xícara (chá) de açúcar light
- 100 g de margarina vegetal derretida
- 2 ovos
- 3 colheres (sopa) de água
- 1 pitada de sal
- 1 colher (sopa) de fermento em pó
- 1 colher (café) de bicarbonato
- 1 xícara (chá) de farinha de trigo integral
- 1 xícara (chá) de aveia em flocos

Para untar as formas:

- Canela em pó
- Açúcar light
- Margarina vegetal

MODO DE PREPARO

- Unte duas formas de bolo inglês (ou uma forma grande de sua preferência) utilizando a margarina vegetal, o açúcar light e a canela em pó. Reserve.
- Preaqueça o forno a uma temperatura média, cerca de 180 graus.
- Em um recipiente, amasse as bananas com a ajuda de um garfo e vá acrescentando aos poucos os ingredientes na ordem em que foram listados. Vá misturando tudo com um fuê.
- Divida a mistura nas duas formas de bolo inglês ou na forma que preferir e leve ao forno por cerca de 30 minutos.
- Retire do forno, espere esfriar um pouco e sirva.

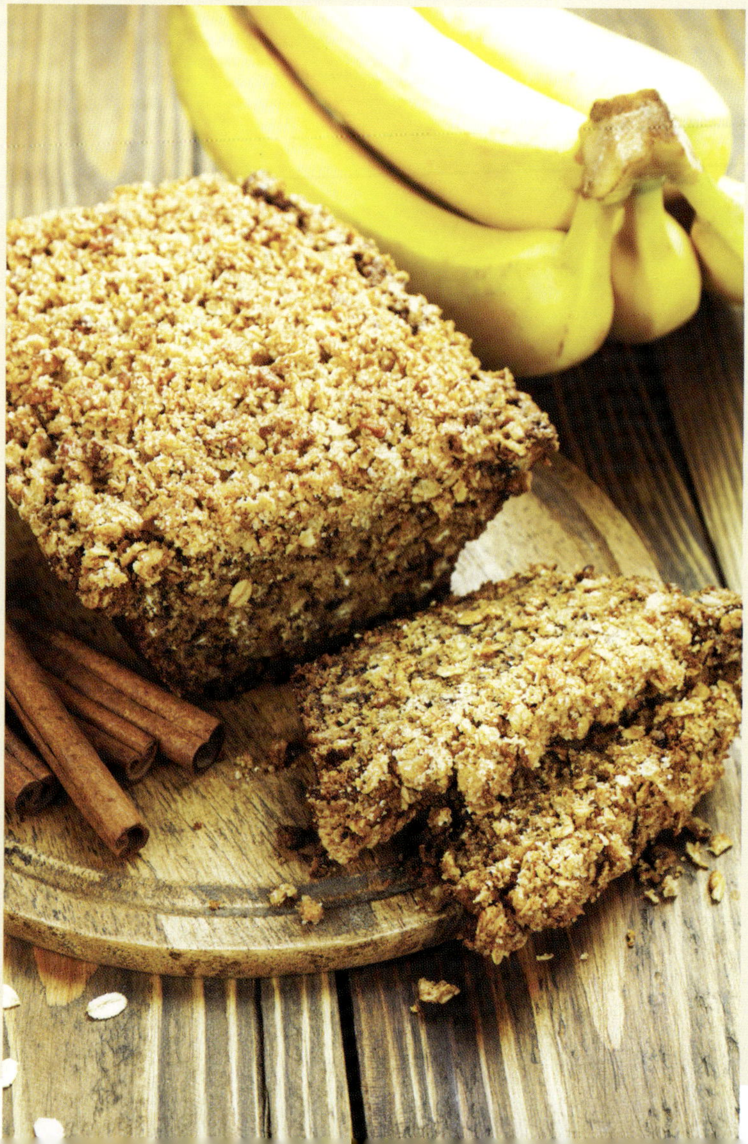

Suflê de couve-flor e sardinha

ESTE SUFLÊ É MUITO SIMPLES E PRÁTICO. É EXCELENTE PARA UMA ENTRADA RÁPIDA E MUITO GOSTOSA. EXPERIMENTE.

INGREDIENTES

1 lata de filé de sardinha em óleo

1 colher (sopa) de margarina light

1 cebola média picada

2 xícaras (chá) de couve-flor cozida e picada grosseiramente. Se preferir, você pode cozinhar a couve-flor no vapor, conservando, assim, seus nutrientes

3 colheres (sopa) de farinha de trigo

1/2 xícara (chá) de leite

2 ovos

Sal a gosto

1 colher (sopa) de queijo parmesão ralado

MODO DE PREPARO

- Em uma panela, aqueça o óleo da sardinha e doure a cebola nele.
- Acrescente a couve-flor e continue refogando.
- Dissolva a farinha no leite, retire as gemas dos ovos e acrescente tudo à panela, com um pouco de sal.
- Vá cozinhando em fogo baixo e mexendo sempre até que tudo se torne uma mistura homogênea.
- Retire a mistura do fogo e junte os filés de sardinha. Espere ficar morno.
- Em um recipiente, bata as claras em ponto de neve. Feito isso, acrescente-as delicadamente à mistura, mexendo com suavidade.
- Escolha um refratário e unte-o com a margarina. Despeje a mistura no refratário e salpique por cima o queijo parmesão.
- Preaqueça o forno em 180 graus e leve o refratário para assar por cerca de 40 minutos ou até que a superfície esteja dourada.
- Sirva em seguida.

Dica: Enquanto o suflê estiver no forno, não o abra, para que o preparo não murche. Você pode ainda substituir a couve-flor por brócolis.

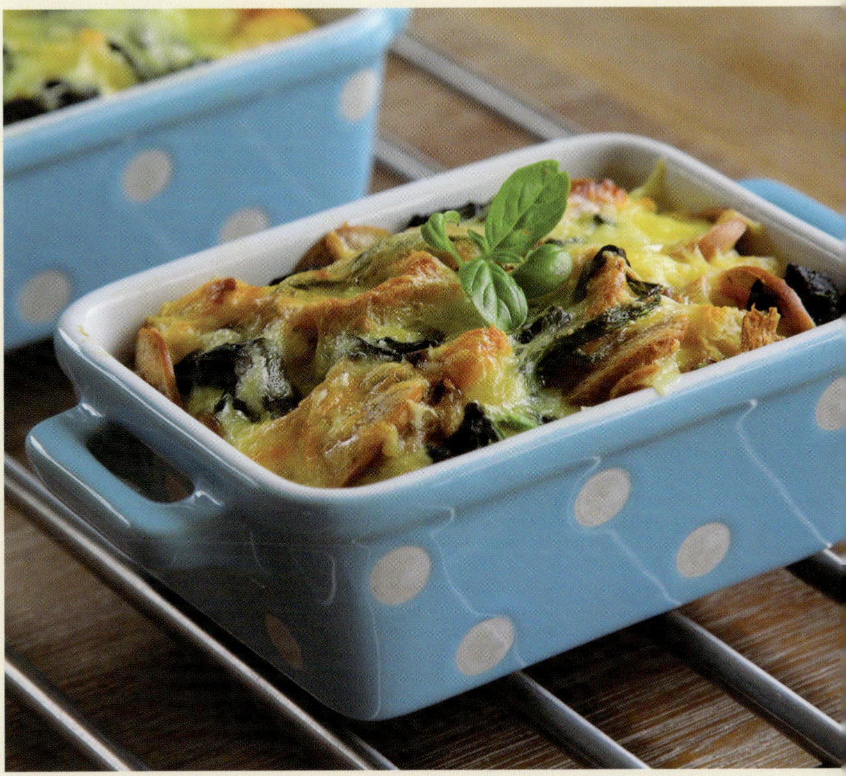

Extrovertidos

O tipo extrovertido gosta de estar cercado de pessoas e costuma se sair muito bem em eventos sociais. Devido ao seu jeito de ser, está mais propenso a comer, fora de casa, coisas que lhe pareçam atraente aos olhos e ao paladar. Isso significa que tem preferência por carnes, doces, salgados e bebidas diversas.

Veja algumas dicas de receitas para extrovertidos:

Espaguete com Mignon e Capim-limão

UMA COMBINAÇÃO EXÓTICA E MUITO GOSTOSA

INGREDIENTES

300 g de filé-mignon magro

1/2 colher (café) de sal

1 pitada de pimenta-do-reino

1 pitada de pimenta calabresa em flocos

2 dentes de alho

1/2 xícara (chá) de capim-limão fresco

1 colher (sopa) de azeite de oliva extra-virgem

2 xícaras (chá) de macarrão tipo espaguete cozido

2 xícaras (chá) de agrião

2 xícaras (chá) de rúcula

12 tomates-cereja

3 talos de cebolinha

2 colheres (sopa) de suco de limão

MODO DE PREPARO

- Pique a carne bem fina. Em um recipiente, misture a carne picada com sal, as pimentas, o alho, o capim-limão e o azeite. Após misturar tudo, deixe na geladeira por cerca de uma hora.
- Em um refratário, junte o agrião, a rúcula e, por cima, metade dos tomates cortados ao meio e a cebolinha picada.
- Preaqueça uma panela, de preferência antiaderente, em fogo alto.
- Retire a mistura da geladeira e cozinhe por, mais ou menos, cinco minutos, mexendo sempre.
- Adicione o restante dos tomates e o macarrão cozido. Se for necessário, vá adicionando colheradas de água para o cozimento não ressecar os ingredientes.
- Cozinhe por mais alguns minutos. Transfira o preparado da panela para o refratário.
- Regue toda a mistura com suco de limão e sirva em seguida.

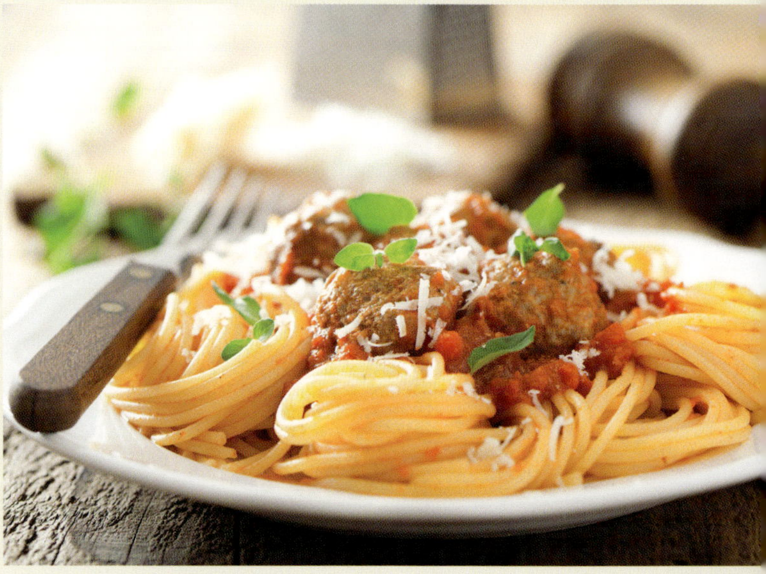

Pastel de forno

UM PETISCO MAIS DO QUE GOSTOSO!

INGREDIENTES

- 3 xícaras (chá) de farinha de trigo
- 150 g de margarina vegetal
- 1 ovo
- 1 colher (chá) de sal
- 1 colher (sopa) de vinagre de sua preferência
- 1 gema para pincelar
- Recheio de sua preferência

MODO DE PREPARO

- Em um recipiente, misture a farinha, com a margarina, o ovo, o sal e o vinagre.
- Amasse bem até virar uma massa homogênea.
- Envolva essa massa em plástico-filme e mantenha na geladeira por 30 minutos.
- Enfarinhe a mesa e abra a massa com um rolo.
- Corte a massa do tamanho que desejar os pastéis, coloque o recheio de sua preferência, feche os pastéis pressionando as bordas da massa com a ajuda de um garfo e pincele-os com uma gema.
- Coloque os pastéis em uma forma levemente untada com azeite e asse em forno preaquecido até que fiquem douradinhos e crocantes.

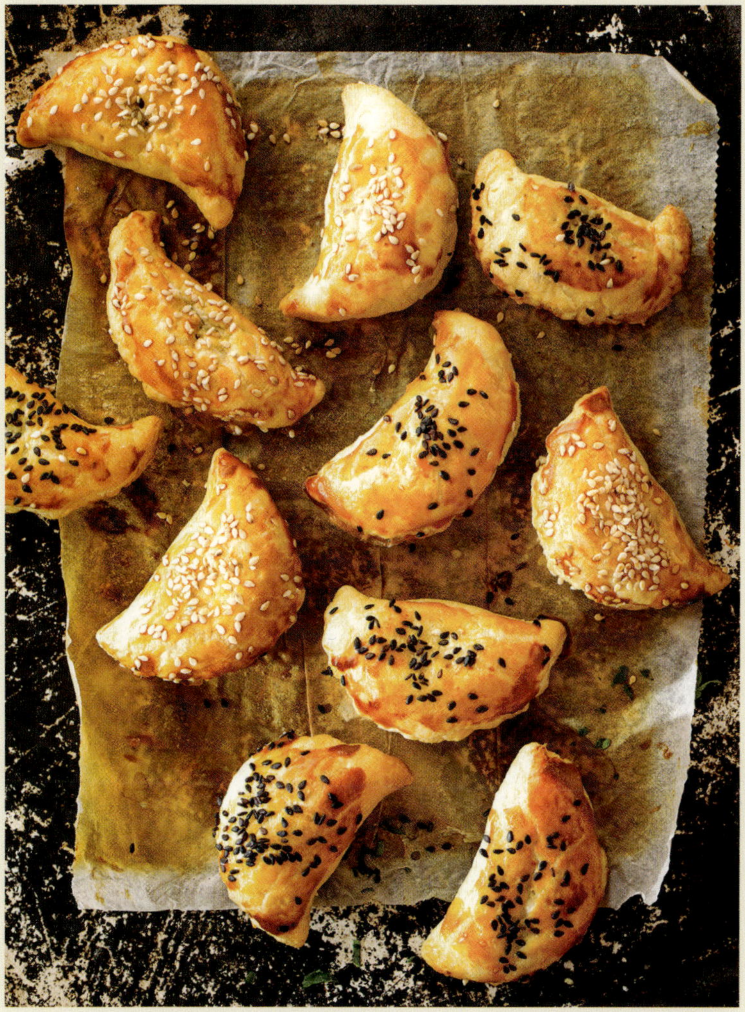

Suco de couve com limão

LEVE E REFRESCANTE!

INGREDIENTES

2 folhas de couve

Suco de um limão

1 litro de água

Açúcar a gosto

MODO DE PREPARO

- Leve ao liquidificador a couve, a água, o limão e o açúcar. Bata tudo por alguns segundos.
- Coe o suco em uma jarra e está pronto!

Suco anticelulite

QUE MULHER NÃO GOSTA DE UM SUCO GOSTOSO E QUE AINDA AJUDA A DIMINUIR A CELULITE?

INGREDIENTES

$1/2$ pepino

$1/2$ maçã

1 beterraba

4 cenouras

MODO DE PREPARO

- Coloque todos os ingredientes no liquidificador e bata bem.
- Beba sem coar.

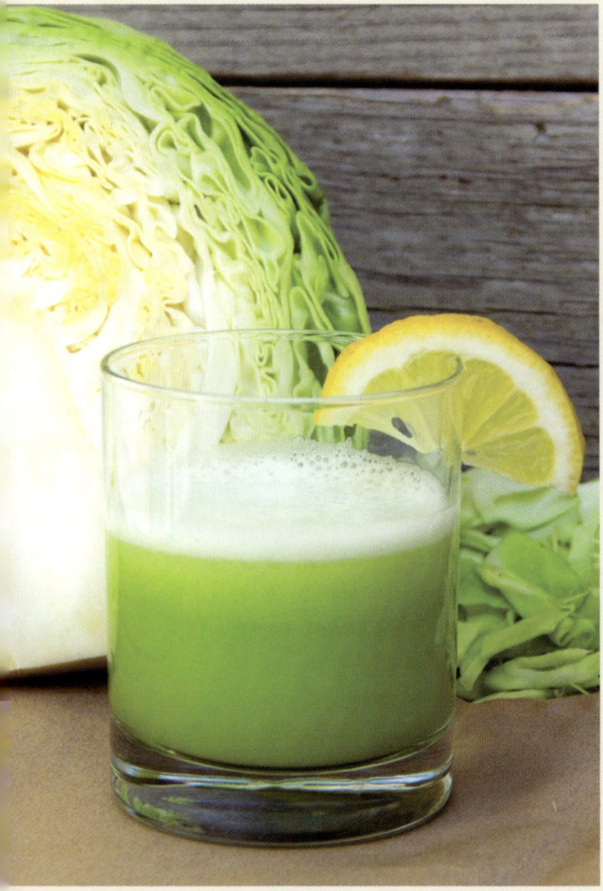

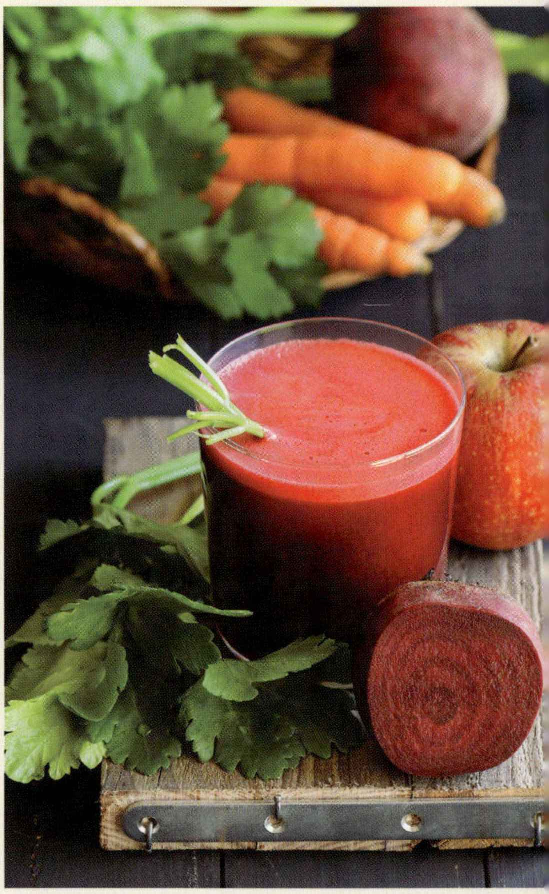

Socializáveis

São pessoas expansivas, joviais e simpáticas com todo mundo. Em uma empresa esse é o tipo que fala com o pessoal da limpeza e com o presidente com a mesma desenvoltura. Outra qualidade dos sociáveis é sua versatilidade e capacidade de se adaptar bem a novas situações. De acordo com estudos de personalidade, não existe exatamente uma relação desse tipo com escolhas alimentares. No entanto, os sociáveis são menos propensos a consumir carnes em geral.

Quiche de Espinafre com Queijo

PERFEITO PARA UM ALMOÇO LEVE

INGREDIENTES

1 xícara (chá) de farinha de trigo branca

2 colheres (sopa) de farinha de trigo integral

1 colher (café) de açúcar

½ colher (café) de fermento em pó

½ colher (café) de sal

¾ de xícara (chá) de queijo cottage light

¼ de xícara (chá) de iogurte natural desnatado

1.½ xícara (chá) de leite desnatado

45 g de queijo parmesão ralado light

2 ovos

3 claras de ovo

Pimenta-do-reino a gosto

3 xícaras (chá) de espinafre

3 colheres (sopa) de margarina vegetal

MODO DE PREPARO

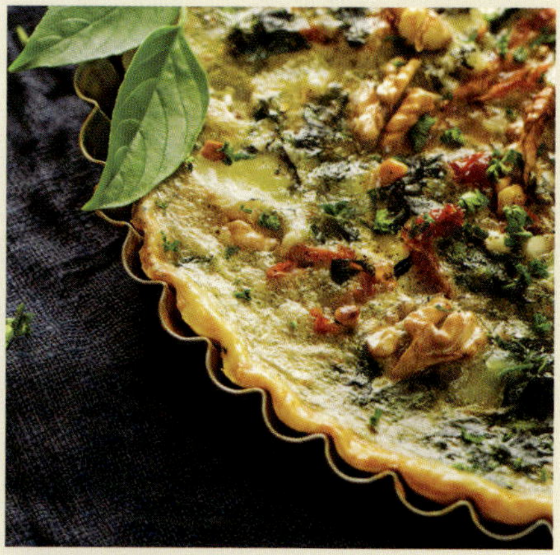

- Em um recipiente, misture a farinha de trigo branca, a farinha integral, o açúcar, o fermento e a metade do sal, até que fique homogêneo. Reserve.
- No processador ou no liquidificador, adicione a margarina, a metade do queijo cottage e o iogurte e bata até misturar bem.
- Nessa mistura, acrescente a primeira massa feita com farinha e continue misturando até formar uma massa bem macia.
- Cubra essa massa com plástico-filme e leve à geladeira por 6 horas.
- Após esse período, polvilhe uma superfície com farinha e, com um rolo, abra a massa de modo que fique um pouco maior que a assadeira escolhida.
- Forre a assadeira com a massa pressionando-a bem contra o fundo e as laterais. Faça furos com um garfo na massa e reserve-a na geladeira.
- Preaqueça o forno em temperatura alta, cerca de 220 graus.
- Para fazer o recheio, bata em um recipiente o leite, o restante do cottage, o parmesão, os ovos, as claras batidas, o sal e a pimenta.
- Acrescente o espinafre cozido e misture suavemente.
- Espalhe o recheio sobre a massa e leve ao forno.
- Asse por 15 minutos e reduza a temperatura para 180 graus.
- Asse por mais 20 minutos ou até ficar levemente dourada.

Canjica de milho branco diet

GOSTOSA COMO A CANJICA FEITA PELA VOVÓ!

INGREDIENTES

- 3 xícaras (chá) de milho branco
- 6 xícaras (chá) de leite desnatado
- 1 pedaço de canela em pau
- 1 colher (sopa) de casca de limão ralada
- 3 colheres (sopa) de adoçante em pó 'forno e fogão'
- 3 colheres (café) de canela em pó

MODO DE PREPARO

- Em um recipiente, deixe o milho de molho da noite para o dia.
- Escorra a água do molho e leve para uma panela adicionando água suficiente para cobrir.
- Cozinhe em fogo baixo até que o milho fique bem macio. Cerca de 30 minutos são suficientes.
- Adicione metade do leite, a canela e as raspas de limão. Continue em fogo brando até engrossar.
- Acrescente o restante do leite misturado com o adoçante e ferva por mais 5 minutos.
- Sirva ainda quente, polvilhando canela a gosto.

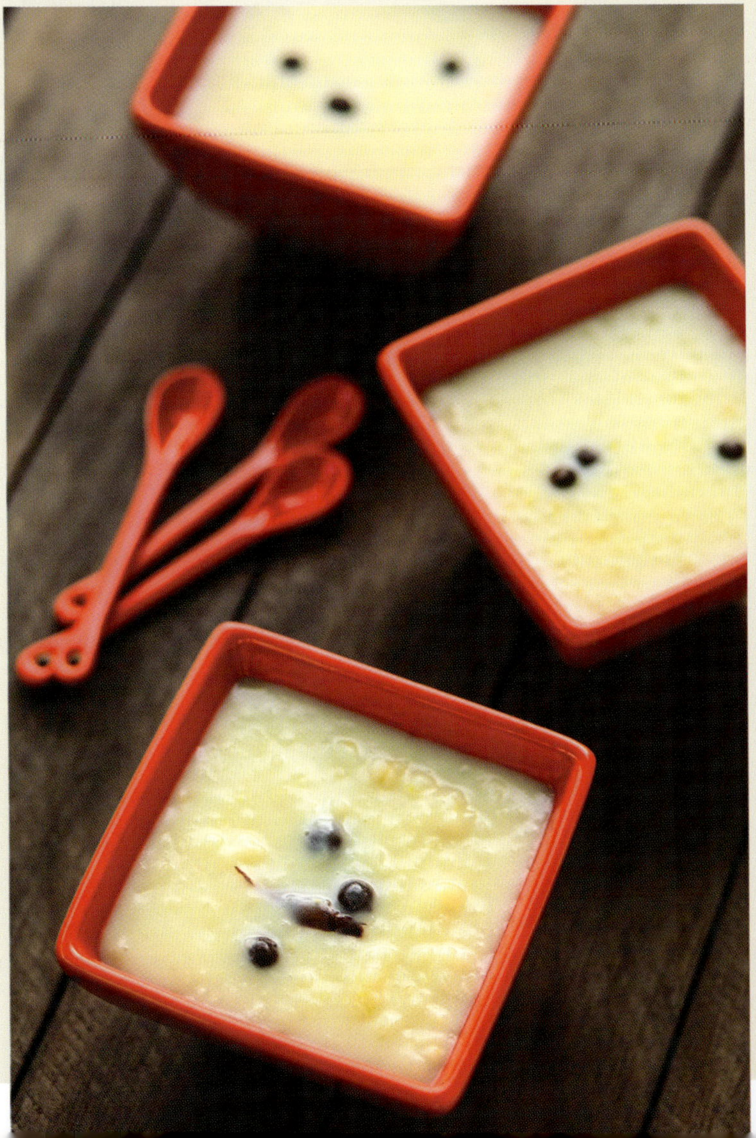

Bolinhas de Frutas Secas e Coco

AS CRIANÇAS ADORAM E É UMA DICA MUITO BOA PARA FESTAS.

INGREDIENTES

- 1 xícara (chá) de damascos secos
- ½ xícara (chá) de passas
- 2 colheres (sopa) de suco de limão
- 2 colheres (sopa) de mel
- 1 xícara (chá) de leite em pó desnatado
- ¾ de xícara (chá) de nozes
- 4 colheres (sopa) de coco ralado seco
- ¼ de xícara (chá) de água

MODO DE PREPARO

- Em uma panela, adicione o damasco, as passas, o suco de limão, o mel e 1/4 de xícara (chá) de água.
- Leve ao fogo e espere levantar fervura. Abaixe o fogo e continue cozinhando por cerca de 10 minutos ou até que o damasco fique macio. Espere esfriar.
- Acrescente o leite em pó e as nozes, misturando bem.
- Umedeça as mãos com água e faça pequenas bolinhas com a massa.
- Role-as no coco ralado e espete palitos, se desejar.
- Leve à geladeira até que fiquem firmes e sirva.

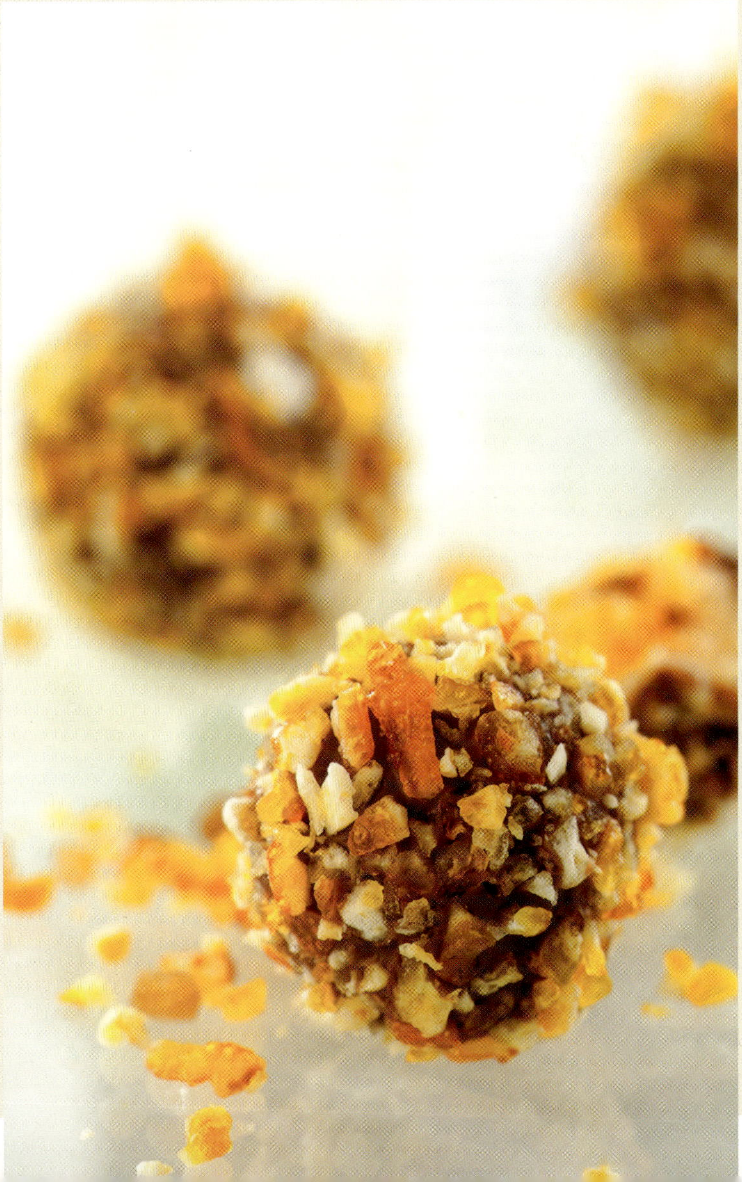

Neuroticismo

O grupo dos neuróticos não é lá de seguir dietas rígidas, a não ser que sejam obrigados a isso e olhe lá! Também costumam abusar de alimentos calóricos para suprir suas necessidades emocionais. Esse comportamento está diretamente ligado ao consumo de "alimentos que confortam a mente", como sorvetes e hambúrgueres, por exemplo. Veja algumas dicas saudáveis que continuarão agradando suas preferências alimentares.

Hambúrguer de peixe

UMA SUBSTITUIÇÃO MUITO BOA AOS HAMBÚRGUERES INDUSTRIALIZADOS. SÃO MUITO SABOROSOS E SE ENCAIXAM PERFEITAMENTE COMO UM LANCHE.

INGREDIENTES

- 600 g de filé de merluza
- 12 biscoitos tipo cream cracker integral
- 1 clara de ovo
- 1 colher (sopa) de molho inglês
- 1/4 de colher (café) de molho de pimenta
- Azeite de oliva para untar

MODO DE PREPARO

- No processador, adicione o peixe, os biscoitos, a clara, o molho inglês e o molho de pimenta. Bata até conseguir uma massa homogênea. Adicione colheradas de água se achar necessário.
- Retire a massa do processador e, com as mãos untadas em azeite, retire pequenas porções e molde-as em forma de hambúrguer.
- Aqueça em fogo médio uma frigideira untada com azeite de oliva. Cozinhe os hambúrgueres sempre virando os lados para assarem por igual.
- Quando estiverem dourados, sirva os hambúrgueres com uma salada ou em pães com alface e tomate.

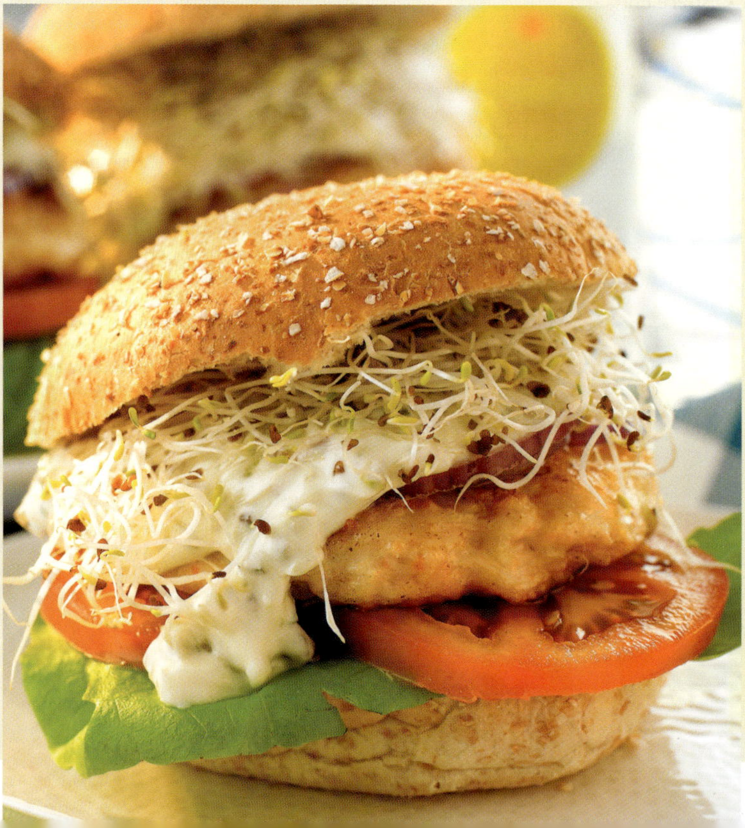

Sorvete fácil de manga

E QUEM NÃO GOSTA DE SORVETE?

INGREDIENTES

2 latas de leite condensado light

2 mangas picadas

Modo de fazer:

- Bata todos os ingredientes no liquidificador e leve ao congelador.
- Após algumas horas, quando o sorvete estiver quase congelado, bata-o novamente e leve outra vez para o congelador.
- Espere congelar e sirva.

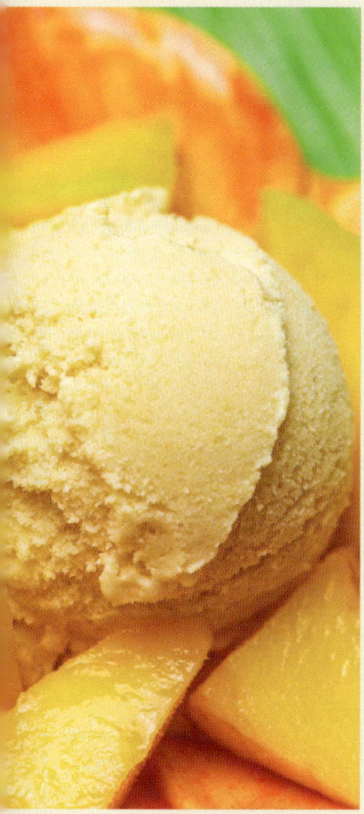

Batatas chips saudáveis

TROQUE AS BATATAS FRITAS INDUSTRIALIZADAS E CHEIAS DE CONSERVANTES POR ESTA OPÇÃO TOTALMENTE NATURAL E DELICIOSA.

INGREDIENTES

1 kg de batata

Azeite de oliva

Sal a gosto

MODO DE PREPARO

- Lave bem as batatas. Corte-as em lâminas bem finas sem descascá-las. Deixe-as de molho em água fria por cerca de 10 minutos.
- Retire-as da água e seque bem.
- Unte uma assadeira com azeite e distribua as fatias de batata mantendo-as afastadas umas das outras.
- Coloque azeite por cima e salpique um pouquinho de sal.
- Asse-as em forno aquecido a 180 graus, por 30 minutos, ou até que fiquem crocantes.

Dica: Se quiser dar um toque a mais, salpique folhas de alecrim.

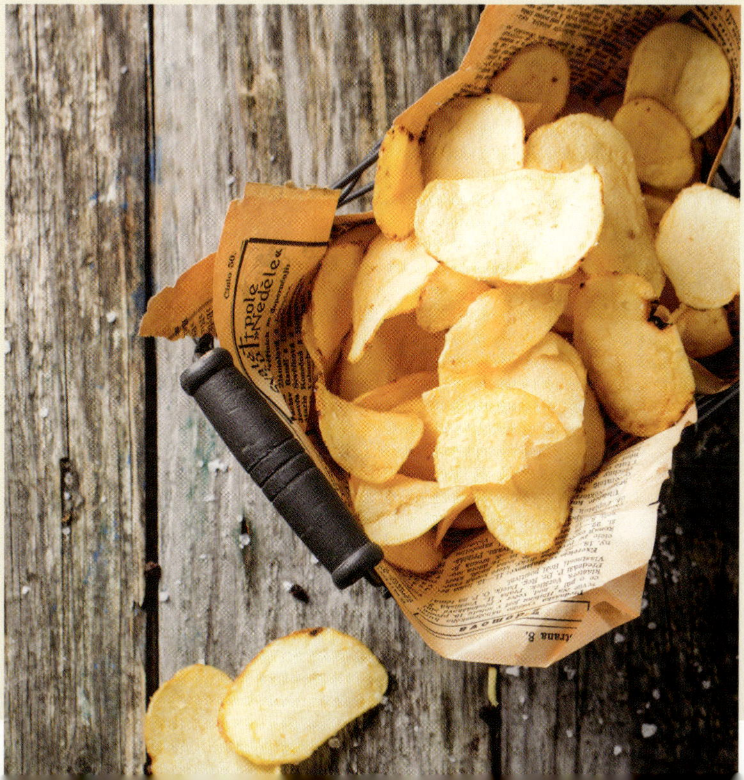

10 Dicas Para Desenvolver Sua PERSONALIDADE

1 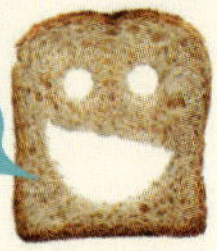

SAIBA MAIS DE VOCÊ MESMO – CONHEÇA SUAS LIMITAÇÕES E QUALIDADES. ESSE É UM PASSO MUITO IMPORTANTE.

2 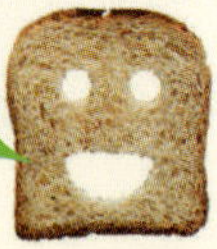

NÃO SE COMPARE – SOMOS SERES ÚNICOS. SAIBA QUE VOCÊ É DIFERENTE DOS OUTROS E TEM SUA PRÓPRIA FORÇA. USE-A!

3 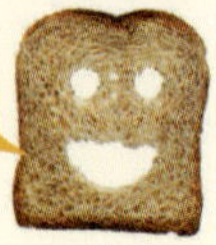

PENSE POSITIVO – PARA ALCANÇAR SEUS DESEJOS, TENHA ATITUDES POSITIVAS PERANTE A VIDA, SEMPRE!

4 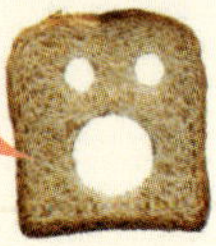

SEJA CORTÊS – PERSONALIDADE NÃO É SÓ VISUAL, É ATITUDE. OFEREÇA UM SORRISO E VOCÊ VAI GANHAR OUTRO DE VOLTA.

5 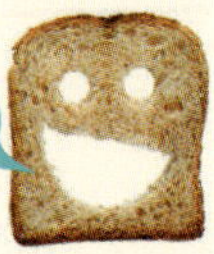

FALE COM O CORPO – MOSTRE-SE DE FORMA CONFIANTE. A FORMA COMO VOCÊ COME, ANDA OU INTERAGE COM OUTRAS PESSOAS CONTA.

6 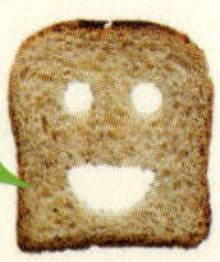

CUIDE DO FÍSICO – SUA FORMA FÍSICA FALA MUITO SOBRE VOCÊ. MANTENHA-SE EM FORMA PARA DESENVOLVER UMA PERSONALIDADE MELHOR.

7 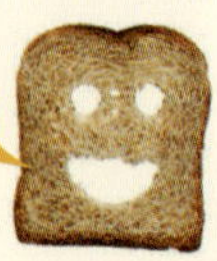

FALE BEM – ESTEJA ALERTA PARA A FORMA COMO FALA COM OS OUTROS. CUIDE PARA NÃO OFERECER PALAVRAS OFENSIVAS OU DESCONCERTANTES.

8 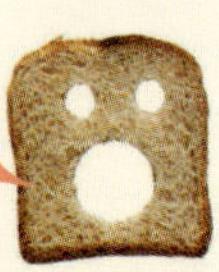

SEJA AGRADECIDO – DESENVOLVA O HÁBITO DE AGRADECER A SEUS COLEGAS, AMIGOS OU FAMILIARES.

9 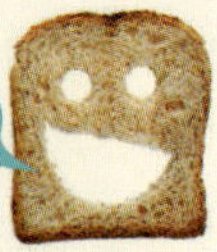

VISTA-SE BEM – NÃO PRECISA ESTAR NA MODA, APENAS DESENVOLVA SUA PERSONALIDADE DESENVOLVENDO SEU ESTILO PRÓPRIO.

10 

SEJA CONVICTO – SEJA CONFIANTE EM TUDO O QUE FAZ. CONHEÇA MAIS HISTÓRIAS DE SUCESSO E SE BASEIE NELAS PARA VENCER!

DIRETORIA: Jorge Carneiro e Rogério Ventura; **Diretor Editorial:** Henrique Ramos; **REDAÇÃO: Editor-chefe:** Daniel Stycer; **Editoras:** Eliana Rinaldi e Renata Meirelles; **Equipe Editorial:** Adriana Cruz, Sandra Ribeiro, Débora Justiniano, Hugo Wyler Filho, Juliana Borges, Lívia Barbosa, Verônica Bareicha, Daniela Mesquita, Dalva Corrêa, Maria Flavia dos Reis e Jefferson Peres; **ARTE:** Leo Fróes, Raquel Soares, Franconero Eleutério, Julio Lapenne, Jefferson Gomes, Laércio Costa, Talitha Magalhães e Raphael Bellem; **Edição e Tratamento de Imagem:** Luciano Urbano, Reinaldo Pires e Cristian Barboza; **Diagramação:** Maria Clara Rodrigues e Evandro Matoso; **Produção Gráfica:** Jorge Silva; **Tecnologia da Informação:** Márcio Marques; **Marketing:** Everson Chaves (coordenação); Cássia Nascimento, Patrícia Reis, Luiza Martins e Jully Anne Costa; **Controle:** William Cardoso e Clayton Moura; **Circulação:** Luciana Pereira, Sara Martins, Wagner Cabral e Alexander Lima; **EDIOURO PUBLICAÇÕES DE PASSATEMPOS E MULTIMÍDIA LTDA**. Rua Nova Jerusalém, 345, CEP 21042-235 – Rio de Janeiro, RJ. Tel.: (0XX21) 3882-8200, Fax: (0XX21) 2290-7185; Distribuição: Dinap Ltda. – Distribuidora Nacional de Publicações, Rua Dr. Kenkiti Shimomoto, nº 1678, CEP 06045-390 – Osasco – SP. Tel.: PABX (0XX11) 3789-3000.

PROJETO E REALIZAÇÃO

CRIATIVO
MERCADO EDITORIAL

PUBLISHER
Carlos Rodrigues
DIRETORA FINANCEIRA
Esilene Lopes de Lima
AUTOR
Alexandre Cavalcanti
DIREÇÃO DE ARTE
Marcos Freitas
EDITOR
René Ferri

SOBRE O AUTOR

ALEXANDRE DE MOURA CAVALCANTI
Jornalista, redator e produtor de revistas e livros. Desde o ano 2001 já participou da elaboração de mais de 100 títulos incluindo assuntos como entretenimento, saúde, política, qualidade de vida e educação. Além disso, colaborou para o desenvolvimento de eventos e publicações independentes.